ESSAI

SUR LES

LOIS DE LA THÉRAPEUTIQUE

LETTRES A M. LE DOCTEUR X...,

Médecin de l'Hôtel-Dieu de Lyon

PAR

LE DOCTEUR FAIVRE aîné,

MÉDECIN DU MÊME HÔPITAL,

MEMBRE DE LA SOCIÉTÉ IMPÉRIALE DE MÉDECINE.

> Pour soulever un poids si lourd,
> Sisyphe, il faudrait ton courage.
> Quoiqu'on ait du cœur à l'ouvrage,
> L'art est long et le temps est court.
>
> CH. BAUDELAIRE.

LYON

IMPRIMERIE D'AIMÉ VINGTRINIER

Rue de la Belle-Cordière, 14.

—

1869.

UR LES LOIS DE LA THÉRAPEUTIQUE

ESSAI

SUR LES

LOIS DE LA THÉRAPEUTIQUE

LETTRES A M. LE DOCTEUR X...,

Médecin de l'Hôtel-Dieu de Lyon

PAR

LE DOCTEUR FAIVRE aîné,

MÉDECIN DU MÊME HÔPITAL,

MEMBRE DE LA SOCIÉTÉ IMPÉRIALE DE MÉDECINE.

Pour soulever un poids si lourd,
Sisyphe, il faudrait ton courage.
Quoiqu'on ait du cœur à l'ouvrage,
L'art est long et le temps est court.

CH. BAUDELAIRE.

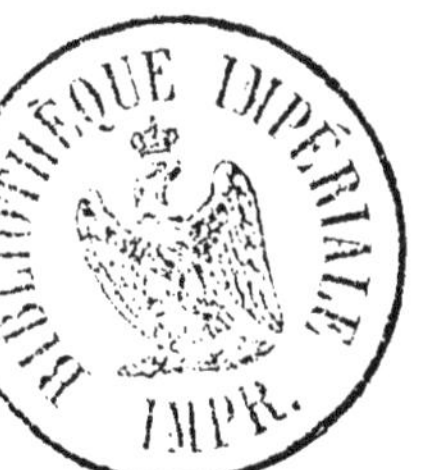

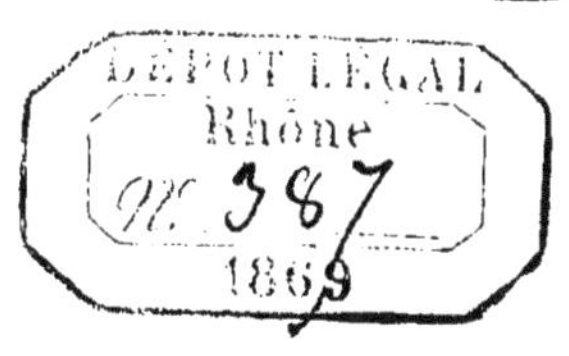

LYON

IMPRIMERIE D'AIMÉ VINGTRINIER

Rue de la Belle-Cordière, 14.

1869.

LES LOIS DE LA THÉRAPEUTIQUE

Voilà déjà bien longtemps, mon cher collègue, que vous me demandez une analyse, un simple extrait touchant certaines expériences thérapeutiques que vous m'avez vu faire, soit à l'hôpital de la Croix-Rousse, soit à l'Hôtel-Dieu de Lyon. Jusqu'ici j'ai toujours répondu à vos sollicitations par le *Magna petis Phaëton* d'Ovide, en me retranchant sur ce que j'aimerais à faire passer pour de la modestie, et qui n'est au fond que la crainte des discussions, que j'ai en invincible horreur. Vous m'encouragez en me disant, d'une part, que si nous attendons, nous, simples soldats de la médecine, que tous ceux qui portent les grosses épaulettes aient fini de parler, notre tour ne viendra jamais ; d'autre part, que si je ne me sens ni bec ni ongles pour me défendre, je n'aurai qu'à ne pas répondre aux objections que l'on pourra me faire, et que, du reste, le silence et l'indifférence sont plus à craindre que la discussion. Reconnaissant donc que vous avez raison, et acceptant vos encouragements, je m'exécute aujourd'hui et j'entre en matière sans m'excuser davantage.

Le médecin, a dit un esprit caustique, *est un homme qui met des drogues qu'il ne connaît guère dans un corps qu'il ne connaît pas*. Partant de là, certains médecins un peu trop conséquents ont conclu en disant : Avant de faire de la thérapeutique, il faut constituer l'anatomie, la physiologie et la pathologie ; puis la thérapeutique viendra à son heure. Mettant en pratique ce principe en apparence incontestable, vous les voyez faire de l'expectation en tout, toujours et partout.

Pendant ce temps-là, le public, qui s'embarrasse fort peu de la théorie et ne s'intéresse qu'au but final, qui est de se débarrasser des misères dont il souffre, le public, dis-je, se voyant abandonné des savants, se tourne vers les charlatans. A qui la faute, veuillez me le dire franchement ? Aux savants d'abord, croyez le bien, mon cher collègue ; oui, aux savants qui commettent une grande erreur quand ils affirment qu'avant de faire de la thérapeutique, il faut avoir *constitué* les trois sciences dont nous avons prononcé le nom plus haut.

Que l'étude préalable de l'anatomie, de la physiologie et de la pathologie soit nécessaire au médecin, personne n'en doute, c'est une chose évidente ; mais que leur *constitution* scientifique *complète* soit indispensable à l'*institution* de la thérapeutique ; c'est ce que je nie pour deux raisons : la première est que depuis longtemps il existe une thérapeutique, bien ou mal comprise, incomplète si l'on veut, soit ; mais il en existe une, cela est démontré par le *consensus omnium populorum* ; la seconde raison est que si l'on attend que les sciences fondamentales de l'homme sain et de l'homme malade soient constituées définitivement avant d'instituer la thérapeutique, comme il est de l'essence même des sciences de progresser continuellement, et de n'être jamais constituées définitivement, on attendra forcément jusqu'à la consommation des siècles, c'est-à-dire jusqu'à l'instant précis où l'on n'en aura plus besoin.

L'absurdité de cette conséquence entraîne forcément les négateurs de la thérapeutique à une concession qui se traduit en ces termes : Oui, il y a une thérapeutique, mais elle est purement empirique et ne présente aucun des caractères requis pour constituer une science : *Cognitio ex principiis certis deducta.* Or, c'est précisément là, mon cher collègue, que se trouve le nœud de la question ; voilà l'idée que je me propose de combattre.

Oui, j'affirme qu'au point où en est la science de l'homme sain et celle de l'homme malade, qu'au point où en sont nos connaissances sur les agents thérapeutiques, de quelque nature qu'ils soient, il est possible de formuler une théorie scientifique de leurs actions et de leurs indications. Je voudrais le prouver avec un bon livre ; mais comment faire des livres lorsqu'on est renfermé, de par les immuables décrets du destin, comme le chien du cloutier, dans la roue énervante de la médecine pratique ? Il faut y renoncer et se contenter de tracer à grands traits dans les quelques pages qui vont suivre, ce que j'appellerai une esquisse des lois de la thérapeutique.

Je vous ai dit plus haut que cette science pouvait être considérée dès aujourd'hui comme fondée sur des principes certains. La première question qui se présente est donc celle-ci : quels sont ces principes ? Evidemment, il faut les mettre en lumière avant de s'occuper de leurs déductions. Pardonnez-moi donc si, contrairement au précepte d'Horace, je remonte un peu haut pour commencer *ab ovo* ; je ferai de mon mieux pour que vous ne soyez pas tenté de m'inviter, avec le poète français, *à passer au déluge.*

S'il est un fait heureux pour moi, c'est que je n'ai pas besoin, pour élucider mon sujet, de rechercher s'il existe ou s'il n'existe pas de force vitale. La chose est fort indifférente à mon procès, et il me suffit de constater qu'il y a des êtres vivants et que les lois qui président à leurs fonctions sont autres que celles qui régissent ceux qui ne vivent pas.

Un coup d'œil général et synthétique sur l'ensemble des faits qui constituent la vie nous amène rapidement à une formule concise, expressive et hors de contestation : les êtres qui ne vivent pas sont passifs, les êtres qui vivent sont tantôt passifs, tantôt actifs. L'*activité* est donc le fait caractéristique de la vie.

Cette activité n'est point absolue, tant s'en faut. Elle s'exerce dans des conditions déterminées ; leur ensemble constitue le *milieu* de l'être vivant. Avez-vous jamais bien réfléchi, mon cher collègue, à l'admirable concision de ce mot *milieu* ? Je n'en connais pas de plus heureux ; prouvons-le par quelques exemples.

L'être vivant a besoin de chaleur, mais il ne lui est pas indifférent d'en avoir plus ou moins, et si on parcourt par l'imagination l'échelle thermométrique qui commence au froid des espaces célestes pour arriver à la chaleur qui tient en fusion les éléments métalliques du soleil, on verra que la limite des oscillations calorifiques supportées par les êtres vivants est singulièrement rétrécie. Ils vivent réellement dans un *milieu* également éloigné des deux extrêmes *inimaginables* du froid et du chaud absolus.

Si le milieu vient à s'échauffer, l'être vivant, en tant qu'actif, se refroidit lui-même par l'exercice de quelques-unes de ses fonctions ; si le milieu se refroidit, il active sa chaleur par l'exagération de quelques autres, pendant que, placé dans les mêmes circonstances, l'être qui ne vit pas subit purement et simplement, avec ou sans changement d'état, l'élévation ou l'abaissement de la température.

Croyez que si nous connaissions bien l'état électrique du corps vivant, nous observerions le même fait. Il existe à coup sûr un *milieu* électrique dans lequel il oscille, en s'éloignant toujours des extrêmes par sa propre activité.

Si de l'être vivant pris dans son ensemble nous passions à l'examen de chacune de ses fonctions en particulier, nous trouverions qu'elles s'exercent aussi dans un *milieu*, et que l'importance des oscillations provoquées dans un sens ou dans l'autre est en raison directe de leur amplitude. Quelques exemples suffiront pour le démontrer. Ainsi notre œil ne supporte ni une dose indéfinie ni une privation absolue de lumière ; ainsi notre oreille ne résiste pas à l'intensité exagérée des oscillations des corps sonores et ne perçoit plus les vibrations qui n'atteignent pas un minimum de 32 par seconde; ainsi le poumon ne s'accommode pas également de l'oxygène pur ou d'un mélange quelconque de ce gaz avec l'azote; ainsi l'estomac ne se comporte pas également en présence de l'eau distillée, type de l'insipidité, et de l'alcool absolu, type d'une sapidité excessive.

En un mot, tout acte organique, toute fonction, toute vie exige pour se développer des circonstances déterminées dont le plus ou le moins ne sauraient varier dans des limites indifférentes, circonstances qui constituent le *milieu* fonctionnel et vital; et chaque fois que l'exagération en plus ou en moins desdites circonstances vient à se produire par le fait de causes quelconques , l'organisme tend à se replacer par son activité propre dans son milieu naturel, au moyen d'un acte spontané comparable, jusqu'à un certain point, à celui du ressort que l'on écarte de sa ligne de repos et qui tend à y revenir après une série d'oscillations variables.

Prenez bonne note, mon cher collègue, de cette faculté, je dirais presque de cette propriété des êtres vivants , car *là*, et *pas ailleurs*, se trouve la pierre angulaire de la thérapeutique. Pour le démontrer, il faut que vous ayez la patience de me suivre pendant quelque temps encore dans mes digressions; vous verrez bientôt qu'elles n'en sont pas.

Si par un coup d'œil synthétique, nous considérons de haut l'ensemble des choses extérieures à tout être vivant, et qui, pour parler le langage de Kant, *s'objectivent à lui comme non lui*, n'est-il pas évident qu'elles viendront se ranger fatalement dans une des trois catégories suivantes : les choses utiles, les choses indifférentes et les choses nuisibles.

Les choses utiles, parmi lesquelles je range à plus forte raison les nécessaires, constituent précisément les éléments du milieu dans lequel l'être vivant naît, se développe et se multiplie. Les choses indifférentes et les choses nuisibles n'exigent aucune explication, ces termes se comprenant d'eux-mêmes. Tout au plus me permettrai-je de vous faire observer que l'indifférence ou la nocivité des unes et des autres est *toujours relative* et *jamais absolue*.

En effet, telle chose qui nous est évidemment indifférente, ne l'est pas pour des êtres autres que nous ; telle chose, enfin, qui nous est nuisible, peut devenir utile dans un cas donné ou être ordinairement utile à d'autres. Je vous citerai comme exemple frappant l'acide carbonique, qui ordinairement nuisible, nous devient utile dans les eaux minérales gazeuses, et dont la nécessité pour les plantes n'a pas besoin d'être démontrée.

Cette triple distinction étant posée, voudriez-vous me dire avec quoi le médecin peut faire de la thérapeutique ? Évidemment, s'il existe des choses indifférentes, inertes, ce n'est pas d'elles qu'il peut tirer un moyen curatif, et force lui est de se servir des agents utiles ou des agents nuisibles. De là découle immédiatement une distinction fondamentale et radicale entre une *médication* et une *médicamentation*. La médication peut s'effectuer, soit au moyen des agents naturels qui constituent le milieu de l'être vivant, soit au moyen des agents nuisibles, dont il doit à tout prix, dans son état normal, éviter l'influence. Une médicamentation comporte nécessairement avec elle l'idée de l'intervention de ces substances nuisibles, qui portent alors le nom de médicaments, et dont le caractère fondamental est d'être des substances *pathogénétiques*. La médicamentation est une des espèces de la médication. Nous faisons une médication par l'eau froide, par l'électricité, par le régime, par l'opium, par l'arsenic, etc., etc. ; mais aux deux dernières *seules*, parmi les médications que je viens de citer, appartient le titre de médicamentation.

Cette distinction fondamentale entre la médication et la médicamentation étant posée, nous pouvons nous demander comment, les lois des médications par les agents naturels étant trouvées, et analysées, au moins en ce qui concerne un certain nombre d'entre elles, les lois de la médicamentation peuvent être encore à définir. On voit juste sur les médications, on divague sur les médicamentations. Encore une fois, pourquoi cela ?

Pourquoi ? mais pour une raison bien simple ; c'est qu'on s'obstine à considérer ces lois comme différentes, tandis qu'elles sont exactement identiques dans les deux cas.

Naturellement vous allez me dire que c'est justement là le *quod demonstrandum*. Je le pense comme vous, et cela est si vrai que je ne me crois obligé pour gagner mon procès qu'à deux choses : la première qui consiste à étudier les lois des médications par les agents naturels , la seconde à vous faire toucher du doigt l'identité entre ces lois et celles des médicamentations

Nous venons de constater l'existence du milieu vital, nous avons reconnu que l'être vivant ne se maintient pas dans ce milieu comme dans un point mathématique, mais qu'il est, au contraire, susceptible d'oscillations variables en sens divers, avec tendance constante à revenir à son état normal, tendance comparable, jusqu'à un certain point, à celle d'un ressort.

Les variations du milieu s'observent dans deux circonstances différentes ; tantôt, en effet, elles sont le résultat de la marche naturelle des choses de ce monde ; tels sont les changements dans la température, l'hygrométrie et l'état électrique du milieu, choses subies par l'être vivant et contre lesquelles il se défend quand et comme il peut. Tantôt, au contraire, les oscillations du milieu sont provoquées dans un but défini, et nous faisons alors de l'hygiène ou de la thérapeutique. Quoi qu'il en soit, dans l'un et l'autre cas le mode d'activité de l'être vivant reste le même ; que lui importent, en effet, la cause et l'origine des oscillations qu'il doit subir ? L'important pour lui est de rester lui-même, de revenir à son état normal propre , de *réagir* , en un mot.

Je viens de prononcer le grand mot : *réagir*. Étudions rapidement ce phénomène qui est *tout* en thérapeutique aussi bien qu'en hygiène ; mais pour arriver plus rapidement à la so'ution de ce problème, dont on ne saurait exagérer l'importance, simplifions-le.

Parmi les agents naturels qui constituent le milieu où s'agite le corps vivant, nous distinguons des éléments divers : chaleur, électricité, etc., etc. Choisissons-en un, la chaleur par exemple ; c'est le mieux étudié dans son mode d'influence, grâce aux travaux de la médecine hydrothérapique.

Si nous enlevons du calorique à un être vivant, en le plongeant dans l'eau froide pendant un temps très-court, nous observons que par un acte de spontanéité que l'on a justement nommé *réaction*, il tend à se ramener lui-même à sa température initiale, après une courte oscillation. Je n'examine pas ici par quelles fonctions ce phénomène se produit ; cela n'importe pas à ma thèse. Il y arrive, c'est un fait et il me suffit. Si la soustraction de la chaleur est trop prolongée, la réaction tend à se faire nonobstant ; mais elle n'aboutit pas, car, en définitive, si on enlève continuellement à un être vivant *trois* de chaleur pendant qu'il en fait *deux*, il perd *un*. Il est vaincu comme un ressort qui finit par perdre son élasticité par la *continuité* de la tension qu'on lui fait supporter. Si, par hypothèse différente, la température est abaissée à un degré excessif, l'être vivant est tué par congélation ; absolument comme un ressort est forcé par un *excès* de tension.

Si, au lieu d'abaisser la température, on l'élève, les phénomènes de réaction se produisent d'une manière analogue, mais inverse ; et si la température devient excessive, soit comme durée, soit comme intensité, la vie s'éteint en dépit de la réaction vitale ; le ressort se trouve forcé en sens inverse des circonstances signalées tout à l'heure.

En résumé, de même que l'élasticité d'un ressort se maintient malgré une amplitude d'oscillations qui varie suivant sa nature et sa trempe ; de même un organisme résiste à des degrés variables de chaleur ou de froid, suivant sa force naturelle ou acquise, ou pour garder les termes de la comparaison, selon sa nature et sa trempe.

Parmi ces phénomènes divers, quels sont ceux que la thérapeutique met à profit ? Évidemment elle ne saurait tirer parti des températures excessives, soit en chaud soit en froid ; et si parfois elle use de pareils moyens, c'est dans un espace restreint, comme agents de destruction *locale*, et *jamais* comme moyen général. La thérapeutique ne se sert que des températures moyennes, dont les écarts les plus sensibles sont en somme bien peu distants du type normal de l'individu soumis à son action, et quand elle agit sur l'ensemble, sur tout l'être vivant ; en un mot, jamais elle ne force le ressort, ce serait la mort du patient ; elle se contente de *solliciter sa réaction* ou de lui *imposer* avec ménagement une nouvelle manière d'être, peu éloignée en définitive de sa manière d'être spontanée.

Nous arrivons peu à peu, comme vous le voyez, à constater l'existence des deux modes généraux de la médication dont nous venons de retracer les traits les plus saillants, savoir : la médication *provocatrice des réactions* et la médication qui *impose ses effets*. Donnons-leur dès à présent des noms qui ne permettent plus la moindre confusion. La médication qui provoque les réactions, qui sollicite l'opposition de l'être vivant ou de l'une de ses facultés, je l'appellerai *médication réactionnelle* ; celle qui impose ses effets portera le nom de *médication coercitive*.

On pourrait dire aussi médication par *opposition* et médication par *imposition* ; mais ces mots ont l'inconvénient de se ressembler ; je préfère les autres. Veuillez, je vous prie, retenir ces expressions et le sens que j'y attache, car elles vont revenir sans cesse sous ma plume dans la suite de ce travail.

Si on étudiait avec soin les divers modes de médications par les agents naturels, tels que la médication électrothérapique, etc., on trouverait que les mêmes lois président à des faits analogues. Si je ne fais pas cette étude avec vous dans le moment présent, c'est que je crois en avoir assez dit pour me faire comprendre, et je passe outre.

Nous avons dit que la thérapeutique ne pouvait être entre - prise qu'avec deux sortes de moyens : les agents naturels et les agents nuisibles ; les premiers sont du ressort de l'hygiène et ne deviennent des agents thérapeutiques que dans certaines conditions que la volonté du médecin est appelée à réaliser, et nous venons d'analyser succinctement les lois qui régissent leur mode d'agir. Les seconds, qui sont les seuls *médicaments*, sont caractérisés par leur puissance de mal faire, par ce que l'on a justement et heureusement appelé puissance *pathogénétique*.

Nous avons éliminé de notre cadre thérapeutique les corps inertes, tout en reconnaissant cependant que le médecin peut s'en servir quelquefois, mais alors *c'est précisément en qualité de corps inertes*; telle est la farine sur un intertrigo.

Ces principes étant posés, je ne crains plus d'affirmer la proposition ci-dessous, qui est pour moi l'expression de la loi fondamentale de toute *médicamentation*.

Il n'y a pas de différence entre la manière dont un organisme se comporte vis-à-vis d'un médicament et la manière dont il se comporte vis-à-vis d'un agent naturel ; avec l'un comme avec l'autre, on ne peut observer que l'un des deux résultats opposés que voici : ou le médicament provoque une réaction, ou bien il impose une nouvelle manière d'être. Avec l'un comme avec l'au-tre, la médication est *réactionnelle* ou *coercitive*. En d'autres termes, toutes les fois que vous administrez à un être vivant une substance médicamenteuse à des doses insuffisantes pour produire les effets pathogénétiques qui lui sont propres, vous aurez la chance d'observer des effets contraires, c'est-à-dire des effets de réaction. Pour obtenir des effets coercitifs, il faut sur le même sujet des doses plus élevées.

Arrêtons-nous sur ce principe, son étude peut nous conduire loin ; mais avant de l'établir par des exemples, permettez-moi de vous faire observer que vous seriez fort embarrassé pour m'en trouver un autre qui puisse donner la clef de tous les faits connus, et que c'est déjà une singulière présomption de vérité en faveur d'une théorie que de n'en pas pouvoir trouver d'autres. Cela dit, passons en revue quelques médicaments et commençons par l'un des plus connus : l'opium.

Quelle est son action propre, caractéristique, grossièrement évidente, si je puis ainsi parler ? Le pouvoir de faire dormir, *virtus dormitiva*. Eh bien ! croyez-vous qu'on puisse provoquer *un peu* de sommeil avec *un peu* d'opium, comme on détermine *beaucoup* de sommeil avec *beaucoup* d'opium ? Vous savez parfaitement que non, et vous riez de l'inexpérience du novice qui espère avec *trois* gouttes de laudanum, déterminer *le quart* de la somnolence qu'il obtiendrait avec *douze, sur le même sujet*. Le praticien connaît par expérience le mot de Brown : *Opium me herclè non sedat.* Certes, je le crois bien, s'il le prenait à dose insuffisante pour forcer son système nerveux ; il l'éveillait au contraire, et c'est ce que savent trop bien tous les mangeurs d'opium qui ont contracté la funeste habitude de faire travailler leur cerveau sous l'influence de cet *excitant*. Ils se servent de *la réaction* contre l'opium et nullement de sa puissance *coercitive*, dont ils n'ont que faire pour le but qu'ils se proposent.

Quelle est l'action du tabac ? Si vous ne le savez pas par expérience, demandez-le à ceux qui fument pour la première fois. Or, n'est-il pas évident que le fumeur émérite ne demande au tabac

ni *tout* ni *rien* de son action pathogénétique, mais qu'il compte sur *la réaction* de son organisme contre les effets propres et caractéristiques de cette substance. Si, au contraire, vous voulez avoir un échantillon de l'action *coercitive* de ce médicament, observez ce qui se passe lorsque vous administrez l'infusion de tabac en lavement dans le cas de hernie étranglée, d'après la méthode d'Astley-Cooper, ou plus simplement, comme je vous le disais tout à l'heure, regardez ce qui se passe chez le fumeur novice surpris par son premier cigare.

Si je prends pour exemple la belladone, je lui trouve deux actions, entre autres, qui ne font pas l'objet d'une discussion : la propriété de relâcher les muscles circulaires et celle de procurer une angine toute particulière. Or, si vous administrez, à l'exemple de Trousseau, de la belladone à faible dose dans certains cas de constipation, vous obtenez une légère purgation ; autrement dit, vous avez donné la belladone à dose insuffisante pour paralyser l'intestin, et vous voyez se produire par réaction une contraction, d'où procède un léger effet laxatif.

Avez-vous essayé la belladone au début des angines simples ? Pour moi je ne compte plus les cas heureux, et je connais bien des gens qui la prennent sans m'en prévenir, se servant dans ce cas des ordonnances que je leur ai faites il y a déjà plus ou moins de temps.

Mes affirmations précédentes vous semblent-elles aventurées ? Ouvrez le Commentaire de M. Gubler sur le Codex, page 603, et vous lirez : « Mais ces effets positifs de l'atropine font place quelquefois à d'autres *résultant de la réaction de l'économie contre la substance toxique*, et que pour cette raison j'appelle *des effets négatifs*. » Changez les termes : *effets positifs, effets négatifs* en *effets de coercition, effets de réaction*, et l'idée restera la même.

Cela prouve, direz-vous, que cette théorie n'est pas de mon invention. Tant mieux, répondrai-je, car la plus grande crainte que j'aie est justement que l'on pense que j'invente quelque chose. Je cherche simplement *à formuler* une idée qui se fait jour *dans tous les livres* de médecine qui traitent de la thérapeutique sans parti pris ; rien de plus, rien de moins. Poursuivons.

L'aconit qui agit si heureusement dans les cas de névralgies, la donne très-fréquemment lorsqu'on l'emploie à haute dose et pendant trop longtemps.

L'huile essentielle d'oranges amères est un stomachique précieux lorsqu'on l'emploie à faible dose ; le succès du sirop de Laroze en est la preuve. Mais les femmes de Clermont qui passent des semaines entières à préparer les chinois confits, contractent des gastralgies violentes qui ne cessent que par l'interruption de ce genre de travail. (Imbert.)

Faut-il que je vous mentionne les expériences de M. Claude Bernard sur l'action des alcalins ; je préfère vous rappeler les eaux de Vals et de Vichy, produisant à faible dose une excitation de l'appétit et une accélération de la digestion, et à haute dose une alcalinisation du sang et une anorexie complète, accompagnée de fièvre.

Avez-vous lu les admirables expériences de M. Pécholier, de Montpellier, sur l'action de l'antimoine et de l'ipécacuanha ? A haute dose, ces substances produisent infailliblement une violente inflammation du tube digestif et *surtout* du système respiratoire ; ai-je besoin de vous rappeler que ce sont vos meilleures armes contre les maladies caractérisées par ces lésions, à condition de les employer à faible dose? (La médication rasorienne doit être mise à part ; j'en parlerai plus loin.)

Ouvrez les Commentaires de Gubler, déjà cités, page **142**, et vous trouverez sur les effets positifs et négatifs du goudron (effets coercitifs et réactionnels), les faits les plus évidents, les mieux appropriés à la défense   re théorie. J'en dis autant de

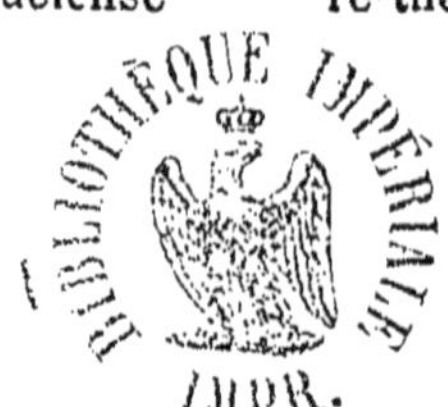

la digitale, voyez page 104 ; et pour que vous ne croyiez pas que je m'appuye sur un seul auteur, d'accord par hasard avec mes idées, lisez, sur le même sujet, Bouchardat, pages 634 et 635.

Ai-je besoin de vous citer l'éther, dont les effets coercitifs ne sont guère employés que dans les cas d'opérations douloureuses pour amener l'insensibilité, et dont on n'utilisait auparavant que les effets de réaction, comme on le fait encore au moyen du sirop d'éther ou des perles de Clertan.

Je ne résiste pas au plaisir de copier la page suivante de Gubler que je trouve dans ses Commentaires, à l'article CAMPHRE, page 55 :

« A dose modérée le camphre est exhilarant et anodin ; à dose « excessive, il trouble les sens, les facultés intellectuelles et la « volition, et amène les symptômes ci-dessus énumérés. » (L'auteur signale en ces termes les symptômes toxiques dont il a donné une courte description dans le paragraphe précédent.) « De même « l'action sur le système vasculaire se partage en deux périodes : « une dose faible ou moyenne excite le centre circulatoire, donne « un pouls fréquent et plein, élève la température et provoque la « sueur (Pereira). Des doses toxiques produisent, soit directe- « ment après leur pénétration dans le sang, soit indirectement « par l'inflammation du tube digestif, des phénomènes de lan- « gueur, de collapsus, de paralysie, de refroidissement avec pâ- « leur de la face et dilatation des pupilles. (F. Hoffmann, Pou- « teau, Cullen, Edwards, Schaaf, Stokes, Trousseau et Pi- « doux, etc.). » Les autorités ne manquent pas. « Du côté de l'ap- « pareil génital les phénomènes suivent la même loi. Un peu de « camphre excite les fonctions génésiques, beaucoup abat la « puissance génitale..... En définitive, le camphre est direc- « tement excitant et ne devient contre-stimulant que d'une ma- « nière détournée. »

Lisez le même auteur, page 98, sur les actions opposées des

diverses sortes de poivre ; observez l'action de la noix vomique et de la strychnine, dont les effets de réaction sont employés avec tant de succès dans certaines maladies convulsives, comme la chorée, et dont les effets coercitifs s'emploient dans les paralysies torpides au même titre que les secousses de la bouteille de Leyde ; observez l'action du curare qui paralyse les nerfs moteurs s'il est pris à dose considérable, et détermine des convulsions si la dose est faible ; observez la morphine qui tantôt suspend les vomissements et tantôt les provoque, suivant que la dose est réactionnelle ou coercitive ; toujours et partout, vous trouvez le même fait : à dose forte, action directe, comme dit Gubler ; physiologique, comme disent Trousseau et Pidoux ; coercitive en un mot ; à dose faible, action négative (Gubler), réactionnelle, suivant notre manière de parler.

Si des médicaments simples nous passions aux médicaments composés, nous trouverions encore la même loi pour expliquer tous les faits ; mais ici l'observation se complique en raison directe de la composition du médicament, ou pour parler plus clairement, en raison du nombre des composants. Aussi, dans cet ordre d'idées, ne vous citerai-je qu'un seul agent, bien employé à Lyon, par tous nos confrères de l'Hôtel-Dieu. Je veux parler de la poudre de Dower. Si vous la donnez à forte dose, vous faites suer, mais avec la chance de faire vomir ou de provoquer de la somnolence ; si vous avez affaire aux sueurs profuses des phthisiques, neuf fois sur dix vous réussirez à les faire cesser, si elles ne datent pas de trop loin, avec 25 à 30 centigrammes de ce même sudorifique.

En vous citant tous les faits que je viens d'énumérer, j'ai pris *au tas*, veuillez m'en croire ; car si le temps et la place ne nous manquaient pas, je n'aurais qu'à vous ouvrir le premier venu de tous nos ouvrages de thérapeutique, à parcourir la liste des médicaments, et bien petit serait le nombre de ceux qui feraient exception à la règle dont je cherche à vous démontrer l'universelle application ; et encore, cette prétendue exception s'expliquerait-elle infailliblement par l'ignorance où nous sommes encore des actions positives, directes, coercitives de ces médicaments, et la confusion que nous faisons de ces actions avec les effets négatifs ou réactionnels. Du reste, nous trouverons encore de remarquables exemples sur notre chemin, exemples que je néglige sciemment pour éviter les répétitions, mais qui se présenteront forcément à notre examen, si vous avez la patience de continuer la lecture de ce travail écourté. Il nous faut, en effet, chercher à nous rendre compte des lois secondaires qui viennent se subordonner aux deux lois fondamentales de la réaction et de la coercition médicamenteuse ; il me reste enfin à résoudre certaines objections qui ne peuvent manquer de se présenter à l'esprit du lecteur, même le plus sympathique aux idées que je soutiens. C'est ce que je ferai, mon cher collègue, dans ma deuxième lettre.

DEUXIÉME LETTRE.

Dans la première lettre que je vous ai adressée, j'ai cherché, mon cher collègue, à vous faire toucher du doigt ce fait, pour moi incontestable, qu'il n'y a pas de différence entre le mode d'action des médicaments sur l'organisme vivant, et le mode d'action des agents naturels. J'ai résumé la loi en deux mots : coercition ou réaction.

Je me propose présentement d'examiner un certain nombre de questions qui se présentent naturellement à l'esprit du lecteur qui réfléchit. La première est celle-ci : est-ce que, un médicament étant administré, il doit nécessairement en résulter une réaction ou une coercition? est-ce que l'on ne peut pas observer autre chose? Pour être vrai, et répondre à tous les cas, il faut dire : oui, on peut observer autre chose.

1º On peut observer que le médicament ne produise rien du tout, qu'il ne soit pas senti, soit par insuffisance absolue des doses, incapables dès lors d'infléchir le ressort vital, même pour solliciter une réaction ; soit par le fait d'une immunité spéciale au sujet, immunité comparable à celle de quelques individus en face de certains virus, tels que la vaccine ; immunité analogue, enfin, à celle de quelques animaux en face de certains poisons. On sait, par exemple, que les lapins peuvent impunément manger de la belladone.

2º On peut observer et on observe même assez fréquemment

des sujets qui, à une sollicitation médicamenteuse, ne répondent ni par une réaction, ni par leur soumission à l'action coercitive du médicament. Semblables à ces chevaux vicieux, qui sous l'impulsion de l'éperon, ne vont ni en avant ni en arrière, mais *font un écart*, ces malades répondent de travers à tout ce que vous demandez à leur organisme. Vous leur donnez de l'opium : ni ils ne dorment, ni ils ne s'excitent ; ils prennent une convulsion ou ils délirent, ou enfin ils se livrent à une *divagation* physiologique quelconque ; voilà un écart. Vous donnez à un de ces *noli me tangere* une dose de café pour combattre une migraine, et vous n'obtenez ni le sommeil ni l'excitation propre à l'ingestion de cette substance, mais une purgation. Voilà un écart, un mode d'action spécial au sujet ; *il est ombrageux.* Qu'est-ce que cela prouve contre la règle générale que j'ai établie plus haut ? Rien absolument.

Une deuxième question à résoudre est celle-ci : Que deviennent, dans votre hypothèse, me direz-vous, les médications acceptées de tous les médecins, de temps immémorial ? Je comprends bien que les médications toniques, évacuantes puissent être le résultat d'une coercition ou d'une réaction ; je vois bien que la médication altérante sera généralement l'effet d'une action coercitive ; mais que deviennent, dans ce système, les médications rasorienne et perturbatrice ?

La réponse est d'une extrême simplicité. La médication rasorienne est la médication coercitive poussée au dernier degré, c'est-à-dire jusqu'à *la limite de l'intoxication* ; elle est dans l'ordre thérapeutique ce qu'est l'ivresse alcoolique dans l'ordre physiologique ; ce qu'est, pour l'œil, la fixation du disque solaire ; pour l'oreille, un coup de canon perçu à courte distance. Si le temps m'était donné, j'aurais à me livrer à de bien curieux développements sur cette médication. Mais vous me pardonnerez si je me montre économe de votre attention et si je passe à la médication perturbatrice.

Celle-ci ne doit pas être considérée comme une espèce à part réalisable exclusivement par coercition ou par réaction. Vous faites une perturbation toutes les fois que vous entraînez l'organisme dans un mode d'activité qui *n'a pas de rapport* avec celui qu'il tend à parcourir *spontanément*. Ainsi, un phthisique crache le sang en abondance; vous le faites vomir énergiquement, voilà une perturbation. Que ce soit par un effet coercitif ou par un effet réactionnel, si tant est que la chose soit possible par ce dernier moyen, peu importe. Le fait est que l'organisme, jeté par l'une ou l'autre méthode, dans une voie différente de celle qu'il parcourt spontanément, s'arrête comme étonné, pour reprendre, après quelque temps d'hésitation, la voie physiologique qu'il n'aurait pas dû quitter, et alors vous avez réussi; ou pour reprendre la voie pathologique dont vous avez cherché à le détourner, et alors votre perturbation est manquée; c'est à recommencer, ou bien, et c'est le cas le plus fréquent, il faut chercher autre chose.

Passons à des questions plus graves.

La thérapeutique emploie-t-elle *tous* les médicaments à dose coercitive et à dose réactionnelle ? ou, en renversant les termes de la question pour l'éclaircir, *tous* les médicaments peuvent-ils être employés tantôt à dose réactionnelle, tantôt à dose coercitive ?

Théoriquement, la chose n'est pas douteuse; un temps viendra où la thérapeutique saura tirer parti de toutes les actions des agents médicamenteux ; mais il ne s'agit pas de ce qui arrivera, mais de ce qui est. Or, pratiquement et actuellement, la chose est loin de se réaliser.

Il y a en effet des médicaments qui n'ont été employés jusqu'aujourd'hui qu'à dose réactionnelle, parce que leurs effets coercitifs sont tellement fâcheux que l'on n'a pas encore trouvé le moyen et l'occasion de s'en servir. De ce nombre sont : l'acide cyanhydrique, le phosphore, etc., etc. Mais parmi ceux que je pourrais vous citer, je choisis à dessein l'arsenic, comme un type précieux. Son action coercitive nous est, en effet, très-particulièrement familière, à nous, médecins des hôpitaux de Lyon, qui savons que les accidents qu'il produit sont un des revenus les plus clairs que les ouvriers qui préparent la fuchsine ont retiré de l'invention de cette matière tinctoriale.

L'arsenic est un agent actif de paralysie des extrémités : vous l'employez contre la paralysie spontanée des mêmes parties. L'arsenic est un agent puissant de congestion céphalique : vous l'employez contre la congestion cérébrale idiopathique avec le plus grand succès ; il donne la diarrhée, et vous l'employez contre certaines diarrhées ; il détermine des éruptions caractéristiques et toutes spéciales , et vous l'employez contre les poussées de furoncles et les eczémas chroniques ou subaigus. L'arsenic s'emploie contre la fièvre intermittente, parce qu'il détermine des accès périodiques, généralement quotidiens, lorsqu'il est pris à dose vénéneuse, etc., etc. En un mot, sauf le cas de cautérisation, dans lequel on emploie sa puissance toxique *localement*, et Dieu sait avec quel danger, on n'emploie jamais l'arsenic à dose coercitive, mais toujours à dose réactionnelle. Et que l'on ne vienne pas me dire que l'on fait de la substitution ; ce n'est pas vrai, car on ne substitue pas une paralysie arsenicale à une paralysie rhumatismale dans le premier cas que j'ai cité ; on ne substitue pas une congestion cérébrale à une autre dans le second cas ; une diarrhée arsenicale à une diarrhée chronique dans le troisième ; une éruption arsenicale à une poussée naturelle dans le quatrième ; on ne substitue pas enfin une fièvre arsenicale à une fièvre de marais dans le dernier cas cité pour exemple. On pousse l'organisme dans le sens des actions propres de l'arsenic; mais comme on ne le pousse pas assez violemment pour obtenir l'action coercitive, on a la chance d'obtenir les effets inverses. Le tout est de s'arranger de manière à ce que ces effets inverses soient *précisément* ceux qui peuvent être utiles au malade dans une circonstance donnée.

Je ne veux pas quitter ce sujet intéressant sans vous faire toucher du doigt la différence radicale qu'il y a entre la substitution thérapeutique et la médication réactionnelle. J'ai dit que cette différence était *radicale*; je vais vous le prouver. Lorsque dans une pustule maligne, vous cautérisez au fer rouge ou au caustique de Canquoin, vous *imposez* à l'organisme une eschare par le feu ou par le chlorure de zinc, dont il se débarrasse par les procédés vitaux qui lui sont habituels, eschare qui remplace *in loco dolente* la pustule morbide. Lorsque vous versez du nitrate d'argent dans les plis d'une conjonctive enflammée, vous *imposez* à cette conjonctive une inflammation traumatique à la place d'une inflammation spontanée; lorsque vous donnez, dans le cas de diarrhée chronique, un lavement passablement chargé de nitrate d'argent, vous *imposez* à la muqueuse intestinale une phlogose aiguë traumatique au lieu et place de la phlogose chronique spontanée; lorsqu'un individu vomit et que vous lui donnez cinq centigrammes de tartre stibié ou un gramme d'ipécacuanha, vous lui *imposez* un vomissement *forcé*, à la place de son vomissement spontané. Dans tous ces cas, vous avez remarqué que j'ai souligné le mot : vous *imposez*; donc vous faites de la thérapeutique *coercitive*, c'est-à-dire le contraire de la médication réactionnelle.

Voici, d'une autre part, un phthisique qui vomit régulièrement ses aliments à la suite des accès de toux; je lui fais prendre un milligramme de tartre stibié dans une demi-verrée d'eau, en trois ou quatre fois, et, comme je l'ai constaté mille fois, le vomissement s'arrête pour quelques jours. Certes, il n'y a pas l'ombre

d'un effet coercitif dans ce phénomène ; la preuve en est que vous
ne vomiriez pas avec cette dose, vous qui vous portez bien.
C'est par esprit de contradiction, si je puis ainsi parler, que l'organisme *se refuse* à l'action médicamenteuse, et non par un
effort de réparation, comme dans le cas de substitution ; et ce
refus entraîne avec lui la cessation de l'état morbide analogue,
à priori, à la susdite action du médicament.

Je vous entends, cher collègue, vous écrier avec effroi : mais
c'est de l'homœopathie toute pure que vous nous apportez ici ! A
ce cri de détresse, j'ai deux choses à répondre : la première, que
je vous démontrerai amplement dans ma dernière lettre, est que
l'homœopathie diffère singulièrement, *par l'étroitesse de sa conception fondamentale*, de la doctrine large et féconde que je
m'efforce, tant bien que mal, de vous faire comprendre ; la seconde est que je me soucie fort peu de savoir de quel puits sort
la vérité, pourvu qu'elle en sorte ; et que je vous engage à en
faire autant. Cela dit, poursuivons.

Je vous ai montré tout à l'heure un exemple frappant de l'emploi exclusif d'un médicament à dose réactionnelle, et vous resterez
convaincu, comme moi, qu'on ne l'emploie jamais à dose coercitive. Examinons à présent le mercure. Celui-ci s'emploie tantôt
d'une façon et tantôt de l'autre. S'il s'agit d'une syphilis, vous
savez mieux que moi qu'il n'y a aucune nécessité de faire naître
les effets coercitifs du médicament, tandis que, au contraire, vous
les recherchez avec soin dans le traitement de l'iritis aigu, de la
méningite ou de la péritonite. Dans le premier cas, la salivation,
la stomatite et l'altération du sang sont tellement bien considérés
comme des embarras, que vous administrez concurremment le
chlorate de potasse comme antidote des actions coercitives sur la
bouche, et que vous faites intervenir un régime fortement ana-
leptique pour contrecarrer l'altération du sang ; tandis que, dans

les cas opposés, vous prenez les moyens les plus ingénieux pour arriver au plus tôt à ces salutaires accidents.

Je viens de vous citer deux médicaments : l'un dont on n'utilise que les effets de réaction, l'autre dont on utilise à tour de rôle les effets opposés, réaction et coercition. En voici maintenant qui ne sont administrés que pour leurs effets coercitifs : l'acétate et le carbonate d'ammoniaque pour faire suer ; le tannin pour produire des effets d'astriction, etc., etc. Un des plus remarquables dans cet ordre d'effets, est sans contredit le quinquina et ses alcaloïdes. Le quinquina a deux actions manifestes, universellement admises de tous les praticiens : son action tonique névro-sthénique et son action antipériodique. Or, je vous le demande, connaissez-vous des faits thérapeutiques sérieux qui vous permettent d'affirmer que l'on ait jamais employé le quinquina pour débiliter ou pour provoquer des accès de fièvre, dans le cas où, par impossible, il pourrait être indiqué d'en faire naître ? Pour ma part, je n'ai jamais rien vu de semblable.

Je sais bien que les homœopathes ont soutenu et soutiennent encore que le quinquina ne coupe la fièvre intermittente que parce qu'il aurait la puissance de la donner. Mais une affirmation n'est pas une démonstration, et je connais bon nombre de prétentions semblables que je vous démontrerai plus tard être aussi illusoires que celle-là. Tout médecin d'hôpital qui a eu à couper de bonnes fièvres de Bresse ou d'Afrique, bien implantées dans l'organisme, sait bien qu'il faut, pour débarrasser le malade de ces redoutables maladies, des doses assez fortes pour faire tinter les oreilles. Tout médecin d'hôpital qui a donné la quinine à haute dose en cas de rhumatisme aigu, sait bien qu'on ne détermine pas d'autre mouvement fébrile que celui que l'on observe lorsqu'on donne un médicament, quel qu'il soit, à dose vénéneuse. Nous avons tous fait prendre de l'excellent extrait, de très-bons sirops de quinquina *dosé* à des malades affaiblis, et cela pendant longtemps, et jamais nous n'avons vu de fièvre intermittente survenir à la suite de ces traitements.

Je reviendrai, du reste, sur ce sujet, et vous verrez que si les allopathes ont tort de se refuser à l'admission de la médicamentation réactionnelle, les homœopathes ne sont pas moins absurdes avec leur prétention de tout ramener à ce mode thérapeutique. Je passe maintenant à une deuxième question qui se pose naturellement devant nous; c'est la suivante :

A quelles doses commencent les effets coercitifs ? par quelles doses, par conséquent, peut-on espérer d'obtenir des effets de réaction ?

Les doses varient nécessairement avec· les trois facteurs du problème : le médicament, le patient, la maladie.

Les doses varient avec le médicament, ai-je dit en premier lieu ; est-il besoin de le démontrer ? N'est-il pas évident qu'une faible dose de café ou même de quinquina est une dose effroyable s'il s'agit de la noix vomique ; et ainsi de bien d'autres. C'est perdre son temps que d'appuyer plus longtemps sur de semblables évidences.

Que les doses varient avec le patient, voilà ce que l'on néglige trop souvent d'approfondir et de bien constater. Citons des exemples : Vous souvenez-vous de cette malade de Récamier, qui salivait après avoir subi *une* cautérisation superficielle du col utérin avec de l'azotate acide hydrargyrique, et chaque fois qu'elle la subissait. Comparez cette facilité à emboîter le pas sous l'influence coercitive du mercure, à la puissance de réaction d'un jeune homme que j'ai soigné pour une syphilis secondaire, lequel a supporté un traitement de cinq mois, avec trente et trente-cinq centigrammes de protoiodure par jour pendant tout le dernier mois, et cela sans présenter l'ombre d'un liseré blanc sur les gencives, sans salivation, sans altération quelconque du sang. Etonnez-vous, après avoir constaté ces disparates dans la tolérance individuelle de chaque patient, étonnez-vous, dis-je, des succès des homœopathes chez les sujets nerveux, sensibles, chez les femmes délicates, impressionnables, qui constituent en grande.partie leur clientèle. Mettez de côté les cas innombrables où les malades guérissent spontanément, *pendant* qu'ils leur administrent des dilutions impossibles, dans lesquelles ni eux, ni nous, ne savent s'il y a ou s'il n'y a pas de médicament administré; il restera certainement quelques succès incontestables, qu'il faut de toute force attribuer à l'efficacité des médicaments *réellement et positivement existants*, mais pris à dose réactionnelle.

J'ai dit que le troisième facteur, la maladie, influait sur la dose nécessaire pour produire des effets coercitifs. Avez-vous remarqué les doses énormes d'opium que supportent les tétaniques, les boulimiques et autres névropathiques? Avez-vous oublié la tolérance incroyable des pneumoniques à l'égard du tartre stibié? Chez un homme sain, il est bien rare que cinq centigrammes ne déterminent pas un effet coercitif de vomissement ou de purgation; c'est exactement l'inverse chez le malade affecté de pneumonie.

Mais enfin, me direz-vous, puisque nous savons tous, nous autres allopathes, jusqu'à quelle limite nous pouvons faire monter un médicament employé à dose coercitive, il faudrait savoir jusqu'à quelle limite opposée on peut faire descendre un médicament employé à dose de réaction. Ici je dois, sans échappatoires, aborder de front le problème des doses dites infinitésimales.

Je commence par vous dire que je ne comprends pas bien comment on a pu discuter si longtemps sur ce sujet; il me semble que la solution de la question est fort simple. Que faut-il pour faire une expérience thérapeutique? Deux choses aussi indispensables l'une que l'autre : un malade et un médicament. Si, un médicament ayant été administré, vous doutez de l'existence de la maladie chez le sujet de votre expérimentation, vous considérez cette expérimentation comme nulle et vous avez grandement raison ; il faut que la maladie ne soit douteuse pour personne, cela est évident.

Est-ce que, par hasard, il en serait autrement du médicament que de la maladie ? Est-ce qu'il n'est pas de la dernière évidence que le doute sur la présence de la matière médicamenteuse entraîne de plein droit la nullité de l'expérimentation, au même titre que le doute sur l'existence de la maladie ? Les deux facteurs ont ici la même importance ; partant, la réalité de leur existence nécessite la même certitude, d'où il résulte que de même qu'une expérience thérapeutique doit être précédée d'un diagnostic indiscutable, de même elle doit suivre une constatation positive du médicament.

Or cette constatation, pour être inattaquable, ne peut être faite que par les moyens physico-chimiques que la science met à notre disposition.

Vainement les disciples d'Hahnemann prétendent-ils que la présence du médicament, dans les dilutions homœopathiques, est mise en évidence par la cure même de la maladie ; si l'on acceptait pour bonne cette manière de procéder, je ne vois pas pourquoi on n'admettrait pas la proposition corrélative en vertu de laquelle on affirmerait que la cure d'une maladie par un médicament donné suffit pour en établir le diagnostic. Il faut accepter ensemble ces deux prétentions ou les rejeter en même temps. Or, elles sont si peu admissibles l'une et l'autre, que même dans les cas où la cure s'observe à la suite de l'administration de doses indiscutables par leur masse, l'expérimentateur prudent hésite à se prononcer sur la légitimité du *post hoc, ergò propter hoc.*

Vainement encore les partisans des doses infinitésimales s'appuyent-ils, pour démontrer l'existence de leur médicament, sur le principe abstrait de la divisibilité de la matière à l'infini. Cette vue de l'esprit est purement métaphysique, et loin que l'expérience vienne jour par jour en démontrer la réalité, tout nous conduit à penser que la matière une fois réduite à certains éléments atomiques ne subit plus de divisions ultérieures. Dans tous les cas, tout ce que nous connaissons sur ce point se réduit en définitive à la formule de Montaigne : *Que sais-je ?*

Entreprendre une expérimentation thérapeutique sans la preuve *préalable* de l'existence du médicament, équivaut, selon moi, à accepter un combat avec des cartouches dans lesquelles il y a tout à parier qu'il n'y a pas de plomb. Si l'on m'affirme que l'adversaire est tombé devant un pareil feu, j'en conclus qu'il est mort de peur ou d'une attaque d'apoplexie.

En résumé, s'il est *positif* qu'il faut au préalable pour une expérimentation thérapeutique, une maladie *diagnostiquée* et un médicament *constaté*, le problème va se simplifier singulièrement, et nous arriverons en suivant la pente naturelle du raisonnement à la conclusion que voici :

Une action thérapeutique est *possible* dans tous les cas où il existe une matière médicamenteuse ; or les appareils spectroscopiques démontrent l'existence de cette matière dans les premières dilutions homœopathiques (jusque dans la sixième pour certains sels métalliques), donc une action thérapeutique est *possible* avec ces dilutions. Reste à savoir si, étant *possible*, elle *est* réellement. Ceci n'est plus qu'une affaire d'expérience.

Mais, cette expérience, nous crient les disciples d'Hahnemann, nous l'avons faite, nous la faisons tous les jours. Permettez, Messieurs, vous l'avez faite, c'est possible ; mais comme vous avez démontré avec la même rigueur, avec les mêmes moyens et avec le même enthousiasme, l'efficacité des dilutions dans lesquelles il est absolument impossible de constater l'existence de quoi que ce soit, votre démonstration en faveur des premières atténuations se trouve frappée de discrédit et de stérilité absolue. Mais alors, disent les homœopathes, expérimentez donc vous-mêmes.

Ici, il faut bien en convenir, il n'y a pas grand'chose à répondre. Pourquoi n'expérimentons-nous pas? Oui, pourquoi?

Vous tenez à le savoir; eh bien, je vais vous le dire, mais pour cela laissez-moi faire un petit retour vers le temps passé.

A l'époque où la science positive et expérimentale n'existait pas, même de nom, où les faits courbaient timidement la tête devant l'autorité des principes métaphysiques qui n'avaient, certes, que faire en leur étude, on voyait de temps en temps des hommes savants payer de leur fortune, de leur liberté, quelquefois même de leur vie, la découverte et la divulgation hardie de certains faits, de certaines inductions, aujourd'hui universellement admis, autrefois unanimement repoussés par la science officielle. Quand un homme instruit avait constaté une de ces vérités malencontreuses, trop souvent il se taisait parce qu'*elle sentait le fagot*, ou bien il déposait prudemment la précieuse graine dans un petit livre bien modeste, où elle germait assez lentement pour qu'il eût naturellement passé de vie à trépas au moment où, devenant un arbre, elle commencerait à offusquer de son ombre les hypothèses plus ou moins consacrées par la tradition et l'autorité des maîtres reconnus.

Il se passe aujourd'hui quelque chose d'analogue sur le théâtre restreint de la thérapeutique. Les premières atténuations homœopathiques contiennent certainement une matière médicamenteuse; le spectroscope est là pour l'attester; donc il est possible qu'elles aient une action thérapeutique, l'organisme étant, après tout, pour le moins aussi sensible qu'un cristal. Il faudrait expérimenter pour le savoir. Mais les homœopathes ont si bien réussi, en affirmant l'activité des hautes dilutions, dans lesquelles ils ne savent pas plus que vous et moi ce qu'il y a ou ce qu'il n'y a pas, à discréditer ce genre de recherches, que personne ne se soucie d'expérimenter les atténuations les plus simples. Ça ne sent pas le fagot, oh! non, mais *ça sent le globule*. Or, comme la médecine peut se faire consciencieusement sans cela, et qu'on tient avant tout à garder sa réputation d'homme sérieux on se tourne vers les recherches scientifiques qui n'exposent pas à la perdre.

J'ai connu un homme fort instruit et fort grave qui prétendait que la rotation de la baguette des sorciers, sur les sources, était le fait de deux courants électriques qui se produiraient, l'un dans le cours d'eau, l'autre dans les bras et le bois vert tenu par le prétendu sorcier, et qui s'influenceraient réciproquement suivant les lois établies par Ampère. Je ne sais pas ce qu'il en est, mais ce que je sais bien, c'est qu'il faudrait, pour que je consentisse à vérifier cette proposition par des expériences publiques, que ma position me rendît complètement indépendant des jugements que l'on pourrait porter sur mon compte. Or, est-ce là, dites-le-moi franchement, la position d'un médecin praticien, d'un médecin d'hôpital ? S'il a le malheur de toucher, je ne dis pas à un globule, mais à une *teinture mère*, provenant d'une officine homœopathi-que, ne crie-t-on pas au scandale, à l'apostasie ? Ne s'expose-t-il pas, en un mot, à rester seul entre les *officiels*, d'une part, et les *irréconciliables* de l'autre ? Oui, n'est-ce pas ? Hé bien ! que lui reste-t-il à faire ? Rien autre que d'attendre du temps un rapprochement, *possible* sur le terrain des dilutions justifiées par l'instrument de Bunsen et de Kirchow. Quant aux atténuations plus élevées, les homœopathes qui tiennent à conserver leur réputation de science et de bon sens, feront bien d'y renoncer jusqu'à découverte d'un instrument plus sensible, ce qui nous donne, comme vous le sentez parfaitement, du temps pour reprendre haleine.

Continuant l'examen des questions d'ordre secondaire dont nous venons d'élucider quelques-unes, nous avons à nous demander à présent si les effets réactionnels ou coercitifs sont exclusifs les uns des autres, ou s'il est possible, au contraire, de les obtenir simultanément.

Il est bien évident qu'un médicament qui ne possèderait qu'une action seule et unique, ne pourrait pas déterminer tout à la fois cette action et le contraire de cette action ; faire dormir, par exemple, et tenir éveillé. Mais il lui arrivera, à coup sûr, de faire l'un après l'autre, et c'est de l'enchaînement de ces deux actions opposées qu'il importe présentement de nous occuper. Il y a lieu, en effet, de rechercher comment et dans quel ordre se produisent ces divers phénomènes.

Quand vous administrez un médicament à dose coercitive, vous ne le jetez pas dans le torrent circulatoire avec une telle vitesse qu'il ne soit possible de distinguer à cette intromission un commencement, un milieu et une fin. Eh bien ! observez les faits avec attention, et vous ne tarderez pas à vous apercevoir que toute médication coercitive, à moins d'être foudroyante, est caractérisée à son principe par un mouvement réactionnel passager d'autant plus sensible, que l'introduction médicamenteuse est plus lente. Le type de cette réaction fugace se voit dans les opérations qui ont pour but de déterminer l'anesthésie, dans les inhalations d'éther ou de chloroforme, par exemple. A peine l'éther est-il introduit dans le sang que l'excitation commence, le malade s'agite. Arrive ensuite l'effet coercitif qui persiste pendant un temps variable comme celui de l'administration de l'anesthésique. Dès que cette administration vient à cesser, les phénomènes se reproduisent en sens inverse, et l'agitation réactionnelle sert encore d'intermédiaire entre l'effet coercitif de l'éther et le retour à l'état normal.

Si le médicament est plus actif de sa nature, si son introduction dans le sang est plus rapide, la période de réaction est à peine marquée ; le chloroforme est là pour vous servir d'exemple de cette modification apportée aux phénomènes qui caractérisent l'inhalation de l'éther.

Prenons maintenant un autre médicament, l'opium. Si vous administrez par cuillerées d'heure en heure, une potion dont la totalité est destinée d'après votre calcul à produire l'effet coercitif *sommeil*, soyez sûr que les premières cuillerées agiteront votre malade. Donnez la même potion d'un seul coup, l'agitation durera à peine quelques minutes et le sommeil la dissipera rapidement. Enfin, administrez une dose équivalente de morphine par la méthode endermique, et l'organisme, comme assommé, succombera encore plus promptement.

Ceci vous explique un fait d'observation très-commun : beaucoup de malades, les femmes surtout, prétendent être rebelles à l'action de l'opium. C'est qu'il leur est fréquemment très-mal administré; on leur donne de trop faibles doses, première faute, et on les expose de la sorte à une réaction très-probable ; on le leur fait prendre par fractions espacées, deuxième faute, et la réaction est alors certaine pendant l'introduction des premières fractions. Donnez l'opium à dose suffisante et donnez-le vite; bien clair semés seront les réfractaires.

J'ai supposé jusqu'à présent, pour simplifier le problème, une chose qui n'existe pas, très-probablement, c'est l'unicité d'action d'un médicament. Je ne crois pas, en effet, qu'il en existe un seul agissant sur l'organisme d'une manière tellement simple qu'on puisse dire de lui qu'il n'exerce son influence que sur un seul organe. En d'autres termes, tout agent médicamenteux présente une symptomatologie complexe. La belladone paralyse les muscles sphincters et dessèche la gorge d'une manière toute spéciale; l'arsenic agit sur les conjonctives, sur la peau, sur les muqueuses gastriques, sur les nerfs vasomoteurs, etc., etc. Cela étant, on pourra très-fréquemment observer des actions coercitives déterminées par un médicament donné sur un organe ou sur un système organique, tandis qu'on provoquera des réactions de la part d'un ou de plusieurs autres organes.

J'ai observé sur moi-même, à la suite de l'ingestion à haute dose de la belladone, une véritable paralysie de la vessie, une insupportable sécheresse de la gorge, phénomènes coercitifs du médicament, associés avec une énergique contraction des pupilles, phénomène de réaction s'il en fut jamais.

Je suis convaincu que si l'on connaissait à fond les actions positives des médicaments, que si l'on ne confondait pas sous le titre banal d'*action physiologique* les effets coercitifs et des effets de réaction, on arriverait à constater que s'il est possible, en affaiblissant les doses, d'arriver à une réaction exclusive de tout effet coercitif, il est au contraire impossible, en les élevant, d'obtenir des effets coercitifs sans mélange de quelques actions réactionnelles. Je reviendrai sur ce sujet dans une troisième lettre ; il est de la plus haute importance, dès qu'il s'agit de faire un choix entre les deux méthodes opposées, de médicamenter.

Les agents médicamenteux à action multiple, polychrestes, comme les ont appelés les disciples d'Hahnemann, n'ont pas une influence égale sur tous les organes quelconques qu'ils affectent, quelques-uns de ces organes sont particulièrement sensibles au médicament, quelques autres le sont moins, et si on comparait un grand nombre de faits, on arriverait bien vite à dresser une liste hiérarchique des symptômes de chaque médicament, liste dont le sommet serait occupé par les symptômes les plus constants, et la fin contiendrait ceux qui sont les plus rares. Les homœopathes ont cherché à réaliser ce désidératum de la science. Je vous dirai, mon cher collègue, dans une dernière lettre, pour quel motif leur travail est presque intégralement à refaire.

A tout ce que je viens de vous exposer sur l'enchevêtrement des actions réactionnelles et coercitives des agents médicamenteux, il convient d'ajouter enfin les idiosyncrasies, dont il faut bien se garder de négliger l'influence particulière.

Un simple exemple va éclaircir le tout : Si j'administre du mercure dans un cas de syphilis secondaire, je pourrai observer une salivation, effet coercitif, parce que les gencives sont particulièrement sensibles à ce médicament, en même temps que j'obtiendrai la disparition des symptômes syphilitiques, effet de réaction. Si l'idiosyncrasie s'en mêle, comme dans le cas de la malade de Récamier, oh ! alors je n'échapperai pas aux ennuis de l'effet coercitif, tandis que dans les cas ordinaires, il me sera souvent donné de les faire esquiver à mes malades.

Ce mélange non douteux des effets coercitifs et des effets de réaction, qui constitue, à mes yeux, ce que l'on confond souvent sous le titre vague d'effets physiologiques du remède, est une des grandes difficultés de la thérapeutique, et la cause la plus formelle, à mon sens, des divergences que l'on observe dans les opinions des praticiens sur un médicament donné. Ouvrez un traité quelconque de thérapeutique, et vous verrez à chaque page des appréciations que je résumerai en ces quelques lignes :

M. *** a donné l'opium dans tel cas ; il assure en avoir obtenu de très-bons effets ; mais M. **** qui a expérimenté la même médication, n'en a rien obtenu de satisfaisant, il assure même avoir observé une aggravation des symptômes. Le lecteur, impatienté, ferme le livre et le relègue au plus haut rayon de sa bibliothèque, en concluant au scepticisme ; tandis que le nœud de la question consiste en ce que l'un des deux praticiens, et tous les deux peut-être, n'ont tenu aucun compte des actions coercitives et des effets de réaction du médicament ; tout a été confondu. Un exemple éclaircira ces faits prétendus contradictoires.

Un homme vigoureux présente une angine simple à son début ; je lui fais prendre en 12 heures 10 centigr. d'extrait de belladone, et sous l'influence de la réaction, l'angine disparaît avec l'action du médicament ; c'est un fait que j'ai constaté plus de cent fois. La même médication est employée chez une femme délicate, dans un cas identique, et au lieu d'une disparition rapide de l'angine, j'observe une aggravation considérable. Que conclure de là ? Pour moi, il est évident que la réaction s'est opérée chez le premier malade et la coercition chez la seconde ; et la preuve en est que si, dans le second cas, je donne 1 centigramme ou 2 au lieu de 10, je réussis tout aussi bien que dans le premier.

Il y a encore deux circonstances qui provoquent les *jugements téméraires* que l'on porte à chaque instant sur les effets des médicaments ; je vous les ai signalées au commencement de cette lettre ; ce sont, d'une part, l'insensibilité de quelques organismes à l'égard de certains médicaments, et d'autre part, la disposition, propre à quelques natures mal équilibrées, à faire des écarts plutôt qu'à marcher droit en avant ou en arrière, sous l'impulsion du remède administré d'ailleurs avec intelligence. Je ne reviendrai pas sur ces questions, trop claires par elles-mêmes ; je passe également sous silence la chance fréquente que nous avons, par le temps de charlatanisme éhonté qui court, d'administrer des médicaments qui n'en sont pas, grâce au sans-gêne de certains pharmaciens peu consciencieux dans le choix et la préparation de leurs médicaments.

J'arrive enfin, mon cher collègue, à la dernière question que je me propose d'élucider avec vous aujourd'hui ; c'est la suivante : l'action d'une dose médicamenteuse déterminée reste-t-elle constamment la même chez un sujet donné, pendant toute la durée de son administration ? Il s'en faut, certes, de beaucoup.

On peut, en effet, affirmer d'une manière générale que tout médicament administré de manière à provoquer une réaction, finit, si on le continue indéfiniment, par imposer son effet et déterminer une coercition. Si je donne, dans la bronchite qui tend à passer à l'état chronique, un centigramme de tartre stibié par jour, j'obtiens pendant les premiers jours un effet de réaction éminemment favorable, mais si je persiste dans l'administration du même médicament, j'observe presque toujours, après un temps qui varie de six à quinze jours, un effet coercitif évident ; le malade se plaint de coliques, de diarrhée ou se met à vomir.

L'action des médicaments est donc susceptible d'*accumulation* et ce phénomène important se produit avec d'autant plus de facilité que l'élimination en est plus difficile. En voulez-vous deux exemples frappants ? Prenez le mercure pour un syphilitique ; il est rare qu'après un temps variable vous ne remarquiez pas une coercition sur [les gencives ou sur la crase du sang, amenée malgré vos intentions par l'accumulation médicamenteuse. Vous savez, en effet, que le mercure est d'une élimination lente et difficile ; *il reste dans le corps,* dit le public, et il n'a pas tout à fait tort. Comparez-le à l'iodure de potassium ; celui-ci passe par les reins comme l'eau à travers un filtre, voyez aussi combien les *accidents* de ce médicament sont rares, car on désigne sous ce nom impropre ses effets coercitifs, tandis que l'on profite exclusivement des réactions qu'il provoque.

Comme vous le voyez, mon cher collègue, j'aurais beau jeu à poursuivre cette étude, et je manquerais au sujet bien avant que celui-ci ne me fasse défaut. Mais l'art est long et le temps est court. C'est pour ce motif que je renvoie à ma troisième lettre l'étude importante des avantages comparés et des indications qui sont propres à chacune des deux médications, réactionnelle et coercitive.

TROISIÈME LETTRE.

Nous avons constaté, mon cher collègue, que l'organisme vivant ne se comporte pas différemment vis-à-vis des médicaments que vis-à-vis des agents naturels; c'est ce qui a fait le sujet de ma première lettre. Nous avons passé en revue dans la deuxième les lois secondaires qui modifient les lois fondamentales de la coercition et de la réaction médicamenteuse. Cette troisième causerie entre vous et moi a pour but de résoudre deux problèmes que vous ne pouvez manquer de me poser : 1° Quels sont les avantages et les inconvénients inhérents à chacune de ces deux grandes méthodes thérapeutiques ? 2° Quelles sont par conséquent les indications de l'une et de l'autre ?

Je me propose de répondre à peu près simultanément à ces deux questions, leur solution systématiquement séparée pouvant m'entraîner dans des répétitions que je tiens à éviter.

Il est tout d'abord évident qu'il ne saurait être indifférent d'imposer une action médicamenteuse ou de solliciter une réaction, et si nous voulons nous en convaincre, nous n'avons qu'à expérimenter sur nous-mêmes.

Le premier inconvénient de la coercition, et c'est encore le moindre, consiste dans les sensations désagréables, souvent même douloureuses, qui accompagnent fatalement le symptôme pathogénétique recherché par le praticien. Vous voulez déterminer la somnolence de l'opium, et la plupart du temps vous ne l'obtenez qu'en imposant en même temps une pesanteur de tête, une lourdeur des paupières, un malaise nauséeux indescriptible, qui font trouver bien cher le sommeil acheté à ce prix. Vous voulez déterminer un relâchement du sphincter de la vessie, et vous ne l'obtenez qu'en imposant une demi-paralysie de l'organe, et une dilatation pupillaire qui ne vous permet pas de sortir au soleil, une constriction désagréable de la gorge, etc., etc. Il y a des cas bien plus graves encore : voulez-vous obtenir une réaction anti-syphilitique en sollicitant une réaction antimercurielle ? dans plus de la moitié des cas vous recueillez une coercition hydrargyrique que vous ne désirez pas et votre client moins que vous encore ; c'est une salivation, pis que cela, c'est une dyscrasie hématique qui justifie l'antipathie populaire contre le mercure et tout ce qui s'y rapporte de près ou de loin.

En un mot, le médicament employé à dose coercitive est *toujours*, entre les mains du praticien, comme un fusil qui *écarte* entre celles d'un chasseur : pour un ou deux plombs qui portent juste, et qui par conséquent rendent tous les autres inutiles, il y en a cent qui portent à côté et qui ne servent à rien. Seulement, et c'est là que la comparaison pèche, quand un fusil écarte, les plombs inutiles se perdent en l'air, tandis que parmi les actions coercitives d'un médicament, celles dont je n'ai que faire frappent sur le malade tout aussi bien que celle que j'appelle à mon aide dans l'intérêt du rétablissement de sa santé.

Ceci étant constaté expérimentalement avec des nuances en plus ou en moins, pour tous les médicaments, aussi bien que pour l'opium, la belladone et le mercure, il résulte clairement que toutes les fois que le praticien pourra obtenir par une réaction des effets définitifs aussi favorables au malade que ceux qu'il peut obtenir par une coercition, il devra sans hésitation préférer la première.

La réaction, en effet, ne détermine pas de changement humoral persistant, pas de modification profonde et stable de l'organisme ; le ressort sollicité par une impulsion qui ne dépasse pas la limite d'élasticité, revient complètement à sa position primitive ou sort de l'épreuve avec des modifications insignifiantes. Prenez pour exemple la médication arsenicale qui, je vous l'ai dit dans notre dernier entretien, est toujours réactionnelle, et examinez attentivement l'état de votre malade lorsque vous la cessez à temps, c'est-à-dire avant l'apparition de tout effet coercitif quelconque ; qu'observez-vous ? un surcroît d'appétit, une légère constipation, une sensation de légèreté particulière qui donne l'envie de faire l'ascension des montagnes, et que les Tyroliens connaissent, dit-on, plus qu'il ne conviendrait. A tout cela je ne vois pas grand mal, et en tout cas les inconvénients me paraissent bien moins fatigants et bien moins durables que dans les différents cas de coercition dont je vous ai donné plus haut des exemples.

La médication réactionnelle ne laissant pas de traces après elle, n'expose jamais le patient à un inconvénient de la médication coercitive que je vais vous définir en quelques lignes, et dont la gravité ne saurait vous échapper. De même, en effet, que le ressort une fois forcé, garde la courbure que vous lui avez imprimée, et ne revient à son état primitif que si on le retrempe après l'avoir passé au feu, de même, trop souvent, l'organisme qui a subi une médication coercitive garde-t-il l'empreinte plus ou moins profonde, quelquefois même ineffaçable de cette médication, à ce point qu'il faut dans quelques cas faire subir aux malades un traitement, coercitif ou réactionnel, secondaire et spécial, dans le seul but d'effacer les traces du traitement coercitif antérieur. Je n'en veux pour exemple que les ennuis et les déboires sans nombre que procurent fréquemment au médecin les effets coercitifs du mercure ou de la quinine, lorsqu'il est forcé de les faire supporter à un malade dans le but de combattre une péritonite ou une fièvre paludéenne sérieuse.

En résumé, la médication coercitive déplace l'organisme de son *milieu* pour un temps plus ou moins long, quelquefois même d'une manière définitive ; la médication réactionnelle ne le déplace que d'une manière essentiellement fugace et temporaire ; donc celle-ci est préférable dans tous les cas où elle suffit pour remplir le but que l'on doit se proposer. Suffit-elle toujours et dans tous les cas ? Hahnemann dit oui ; nous verrons tout à l'heure que non ; mais avant de vous démontrer cette insuffisance, laissez-moi établir un dernier parallèle entre nos deux médications, pour qu'il ne soit pas dit que je fais pencher la balance en faveur de l'une des deux sans avoir fait justement valoir les moyens qui plaident en faveur de l'autre.

Nous avons vu plus haut combien il était commun, lorsqu'on employait un médicament à dose coercitive, de voir se produire à côté des effets coercitifs cherchés des effets coercitifs que l'on ne cherchait pas. A plus forte raison pourra-t-on observer dans le même cas, nous l'avons dit aussi, le mélange d'effets réactionnels avec les effets coercitifs, et c'est précisément là ce qui a motivé l'affirmation que vous avez pu lire, page 36 : *S'il est possible en affaiblissant les doses d'arriver à une réaction exclusive de tout effet coercitif, il est au contraire impossible, en les élevant, d'obtenir des effets coercitifs sans mélange de quelques effets réactionnels ;* affirmation qui a pu vous paraître téméraire et mériter des preuves positives.

Pour qu'elle devienne une vérité, que faut-il ? Deux choses : la première, qu'il soit bien démontré que les médicaments sont doués d'actions multiples, autrement dit, qu'ils sont polychrestes ; la seconde, que leur activité ne s'exerce pas également sur chacun des organes qui subissent leur influence. Or, existe-t-il dans la science deux faits plus positifs et moins sujets à contestations que ceux-là ? Non, n'est-ce pas, et je perdrais mon temps à m'obstiner à les mettre en lumière. Donc, il doit arriver que telle dose qui est éminemment coercitive pour un organe sensible, devienne chez le même sujet et pendant le même temps tout simplement réactionnelle pour des organes moins faciles à influencer.

En voulez-vous des exemples? je n'ai que l'embarras du choix, prenons le suivant : Je soignais, il y a quelque temps, une femme d'une soixantaine d'années qui avait subi une attaque d'apoplexie huit mois auparavant. Il lui restait une hémiplégie très-incomplète, car elle était caractérisée par une faiblesse légère du côté gauche, et un peu d'engourdissement. Je lui fis prendre, dans le vin qu'elle buvait à ses repas, 15 à 20 gouttes de teinture de noix vomique. Cette dose produisit sur les systèmes nerveux et musculaire des deux côtés du corps l'effet coercitif demandé, car il y eut des secousses tétaniques sensibles; mais elle provoqua en même temps un effet de réaction sur le tube digestif, car la malade, qui n'était jamais constipée avant l'administration de ce médicament, le devint immédiatement, au point qu'il fallut la purger de temps à autre.

Certes, mon cher collègue, vous avez administré la noix vomique aussi souvent que moi, dans le but de provoquer une évacuation alvine par excitation coercitive des fibres musculaires de l'intestin, pour voir distinctement dans le cas que je vous cite, un exemple frappant d'une action réactionnelle sur un organe, coïncindant avec une action coercitive sur un autre ; et maintenant que votre attention est éveillée sur ce point, observez attentivement et vous vous apercevrez bientôt que la seconde partie de ma proposition est très-généralement vraie : il est impossible en élevant les doses des médicaments pour obtenir des effets coercitifs sur un point, de ne pas observer quelques effets réactionnels sur un autre.

Cette impossibilité est évidemment un inconvénient pour le malade et peut devenir un embarras pour le médecin. Voyons maintenant si l'inverse se produit, c'est-à-dire, si donnant un médicament à dose convenable pour produire une réaction sur un organe, vous risquez d'observer une coercition sur un autre. A la rigueur, la chose est possible, mais alors vous avez employé le médicament à dose trop élevée, et bien qu'elle fût *convenable* pour provoquer une réaction sur le point indiqué, la coercition déterminée sur un autre vous démontre qu'elle est plus que *suffisante* pour le but que vous vous proposez. Abaissez la dose jusqu'à disparition de tout effet coercitif, et vous n'aurez plus dans le champ de votre observation que des effets réactionnels.

Ici encore les exemples ne sont pas difficiles à trouver. Quand j'administre l'arsenic contre la congestion cérébrale, médication dont je ne saurais trop vanter la merveilleuse efficacité, j'ai pour habitude de commencer par cinq gouttes de liqueur de Fowler, et d'augmenter d'une goutte par jour, tant que je n'observe aucun effet coercitif du médicament, tel que colique, nausée, conjonctivite, crampe des extrémités, etc., etc. Si j'aperçois le moindre symptôme de ce genre, je fais rétrograder les doses, ou je m'arrête. Je note le degré de sensibilité du malade, et si je suis obligé de réitérer la médication, je lui donne juste la dose qui, dans l'échelle posologique, précède celle qui a produit les effets coercitifs remarqués dans la première expérience. De la sorte, je suis sûr que la dose médicamenteuse, suffisante pour être sentie et provoquer une réaction, est insuffisante pour provoquer un effet coercitif quelconque, et je constate la vérité de la première partie de l'affirmation qu'il s'agissait de prouver, c'est-à-dire qu'en affaiblissant les doses, il est toujours possible d'obtenir des effets de réaction exclusifs de toute coercition. En d'autres termes : autant il est possible de simplifier l'action réactionnelle des médicaments, autant il est impossible d'éviter la complexité des actions coercitives.

Ceci, ai-je besoin de vous le faire observer, n'est pas un petit avantage en faveur de la médication réactionnelle, et tend de plus en plus à nous confirmer dans la détermination à laquelle nous étions déjà arrivés par d'autres considérations : quand il sera possible d'obtenir par réaction des effets curatifs aussi favorables aux malades que ceux qui sont le résultat de la coercition, il sera préférable pour lui d'avoir à subir une médication réactionnelle.

Notre parallèle est-il achevé? Non; il reste encore une considération dernière dont l'importance ne saurait vous échapper; pour la saisir rapidement, revenons à notre ressort; c'est un sujet de comparaison dont je vous prie de ne pas vous lasser.

Quand vous voulez qu'il reste dans une situation donnée hors de son point de repos, vous l'y maintenez par une pression égale et continue. Si vous le lâchez, il revient sur lui-même en oscillant. De même en est-il de l'organisme; si vous jugez convenable de le déplacer de son milieu au moyen d'une coercition médicamenteuse, il faut que cette action soit exercée pendant tout le temps que doit durer la position *excentrique* que vous exigez de lui; dès que vous l'abandonnez à lui-même, il tend à revenir à son état primitif avec une violence qui est en raison directe du peu de durée de la coercition. Mieux que cela, la coercition continue exige des doses croissantes dans l'immense majorité des cas, vu les effets du suétudisme; sur ce point, vous le savez parfaitement, l'expérience est formelle.

La médication réactionnelle, au contraire, n'exige qu'un effort passager, sous peine de perdre son caractère par le fait même de sa durée, et si vous avez besoin de prolonger la réaction, il faut réaliser deux conditions : la première consistant dans la briéveté de la provocation; la seconde dans la répétition à des intervalles, variables suivant la nature du médicament et l'état du malade, dès que la vigueur de la réaction tend à s'abaisser au-dessous de l'intensité requise; de même que lorsque vous voulez mettre en jeu les vibrations d'un ressort, vous ne le pouvez qu'à la condition

de les solliciter par des attaques successives et suffisamment espacées.

A ce nouveau point de vue, et en supposant que le malade peut
encore être traité aussi avantageusement par une méthode que
par l'autre, il appert évidemment que la médication réactionnelle doit être préférée, puisqu'elle entraîne moins d'accidents
que l'autre, qu'elle modifie plus superficiellement l'organisme et
que la modification est de moins longue durée.

En résumé, en se plaçant au point de vue purement théorique,
et en ne considérant les deux médications qu'en elles-mêmes, la
médication par réaction est préférable à l'autre. Malheureusement,
en thérapeutique, la théorie ne joue qu'un rôle restreint et la
question se présente sous une autre face : il s'agit de la pratique.
Or, c'est là que nous allons trouver le revers de la médaille. Examinons donc les choses sous ce nouveau rapport pour découvrir
les raisons qui s'opposent à l'application générale de la médication
réactionnelle.

Ces raisons sont de deux ordres : les unes tiennent à l'état
particulier du malade, idiosyncrasique ou acquis ; les autres tiennent à la maladie elle-même.

Et d'abord, n'est-il pas de toute évidence que la médication
réactionnelle, reposant essentiellement sur la réaction du malade
contre le médicament, est radicalement impossible dans tous les
cas où le malade est incapable de réaction ? Ces cas sont-ils bien
communs ? Sont-ils les plus rares ? Il me serait assez difficile de
répondre catégoriquement à cette question, mais il ne me sera
pas mal aisé de vous en faire toucher du doigt quelques exemples
frappants.

Voici d'abord un noyé que l'on vient de retirer de l'eau, vivant
encore, mais respirant à peine et présentant un pouls impercep-
tible. Dites-moi, cher collègue, croyez-vous qu'il y ait grand
cas à faire de ses facultés de réaction ? Lui donnerez-vous alors la

digitale, dont la propriété est de ralentir les battements du cœur, à dose insuffisante pour déterminer ce ralentissement, et cela dans l'espoir d'obtenir un effet inverse, c'est-à-dire une accélération? Non, n'est-ce pas? C'est le vin chaud, le punch, les alcooliques ; ce sont les frictions énergiques, les linges chauds, les couvertures de laine, les bouillottes, qui constituent vos moyens d'action, et Dieu sait si vous vous hâtez d'y recourir ; le temps presse, en effet, et le défaut de la médication réactionnelle est justemènt de n'être jamais pressée dans ses allures.

Voici maintenant un homme assommé par une chute ou un coup ; c'est encore la même médication coercitive qui fait les frais du traitement, et le public, guidé par son gros bon sens, lui fait boire de *l'eau d'arquebusade*, de l'élixir de longue-vie, de la grande-chartreuse, etc. Il ne vient à la tête de personne de demander à cette vie prête à s'éteindre une réaction précaire et douteuse ; on lui impose la chaleur, on détermine les mouvements du thorax et du cœur par les moyens les plus coercitifs, les plus énergiques qui peuvent se présenter. La médication réactionnelle n'a rien à voir ici, c'est évident.

Jetons présentement les yeux sur cette femme, tombée en syncope sous l'influence d'une nouvelle fâcheuse. C'est en la stimulant par une vigoureuse coercition qu'on la ramène au sentiment de l'existence ; c'est avec l'acide acétique et l'ammoniaque que l'on provoque les mouvements inspirateurs ; c'est avec les stimulants diffusibles, l'éther, l'alcool, les infusions aromatiques, etc., qu'on achève de la ranimer. Qu'attendrions-nous ici de la réaction? Rien du tout.

Voici maintenant un cas de choléra presque foudroyant, dans sa période algide. Vous voyez que j'arrive peu à peu et par transitions aux vrais cas morbides. Croyez-vous pouvoir, dans des circonstances de cette nature, faire un cas quelconque de la médication réactionnelle? L'expérience ne plaide-t-elle pas assez haut en faveur de sa rivale? Et si la médication réactionnelle fait son apparition dans le traitement des cholériques, n'est-ce pas lorsque la période de *réaction* étant survenue sous l'influence des moyens coercitifs ou par la grâce de Dieu toute seule, vous pouvez faire fond sur cette même puissance qui vous faisait défaut dans la période algide ?

J'arrive maintenant à une maladie qui est le type le plus parfait de ces états morbides dans lesquels la réaction ne saurait être attendue par un véritable praticien. Je veux parler de la fièvre intermittente pernicieuse. Permettez-moi de vous citer deux simples observations; elles en diront plus long que tous les raisonnements que je pourrais faire.

Il y a dix ans, à peu près, je fus appelé à soigner une femme d'une trentaine d'années, jouissant ordinairement d'une très-belle santé, mère de deux enfants vigoureux. Elle demeurait près du chemin de ronde du fort de la Part-Dieu, à côté du fossé d'enceinte, qui est rempli, vous le savez, d'une eau parfaitement croupie. Cette femme venait de prendre le troisième accès d'une fièvre intermittente quotidienne à trois stades. Les accès allaient toujours en augmentant, et chacun se terminait par une congestion cérébrale d'autant plus inquiétante qu'elle se prolongeait de plus en plus après chaque accès. Je lui fis prendre, séance tenante, un éméto-cathartique qui fut immédiatement suivi de la quinine à dose coercitive, c'est-à-dire à la dose d'un gramme en 24 heures. L'effet fut complètement nul; les accès poursuivirent leur cours pendant six jours avec une gravité croissante, en dépit d'une saignée que je jugeai indispensable pour combattre la congestion cérébrale, et des doses croissantes de quinine, de résine et d'extraits de quinquina, administrés par le haut et par le bas. Le neuvième accès venait de finir, plus intense que les précédents; le dernier intervalle apyrétique n'avait pas dépassé deux heures. Dans mon désespoir, je lui donnai 30 gouttes de liqueur arsenicale de Boudin ; l'accès fut retardé et parut moins intense. Je continuai le médicament, la fièvre s'arrêta d'une manière si nette que le mari de cette femme me disait qu'on ne la couperait pas mieux avec un couteau. Toutefois, il y avait un nuage qui voilait son bonheur ; pourquoi, me disait-il, n'avez-vous pas commencé par cette potion qui me coûte trente sous, au lieu de me faire dépenser 90 fr. de quinine ou autres drogues qui n'ont servi de rien? Il me fallut lui faire comprendre que j'avais dû faire intervenir en premier lieu, pour couper cette fièvre qui s'annonçait comme grave, le couteau qui passait pour le mieux affilé, et nous nous quittâmes au mieux.

A quelque temps de là, je fus appelé en grande hâte chez un de mes clients, jeune homme de 25 ans au plus, jouissant ordinairement d'une santé irréprochable. Il venait, sans cause appréciable, de tomber dans un état de syncope grave. J'arrivai quelques minutes après l'accident qui s'était terminé de lui-même. Il restait de la pâleur ; il n'y avait, du reste, aucune trace d'indigestion, rien en un mot qui pût mettre sur la voie de l'origine de ce malaise. Le lendemain se passa sans le moindre accident ; mais le surlendemain, à la même heure, nouvelle syncope. Cette fois, elle fut si prolongée que j'eus le temps d'arriver et de la bien constater. Je passe sur les détails des moyens employés pour la combattre ; qu'il me suffise de vous dire que, frappé de cette coïncidence de deux accès à la même heure, avec un jour d'intervalle, je jugeai devoir administrer immédiatement un médicament actif pour couper court à des accidents qui pouvaient si facilement devenir mortels. Or, je vous le demande, quoique je fusse parfaitement édifié sur la remarquable efficacité de l'arsenic dans le cas de la femme dont je vous ai cité plus haut l'observation, quelle était la méthode à suivre? Evidemment je devais donner la quinine et le quinquina, parce que l'administration de l'arsenic supposait chez mon malade une puissance de réaction dont je ne me sentais pas assuré, tandis que je savais qu'avec la quinine je lui imposerais un mode organique nouveau, dont j'ignore parfaitement la nature, mais dont je connais toute l'énergie. En sollicitant sa puissance de réaction, j'aurais ressemblé à un spectateur timide qui, voyant un individu se débattre dans l'eau, lui prodiguerait du rivage des encouragements et des conseils, excellents à coup sûr, mais probablement insuffisants ; en imposant la coercition quinique, j'ai fait comme le nageur qui, dans le même cas, se jette à l'eau, saisit le patient et le ramène au bord.

Qu'arriva-t-il dans le cas dont je vous ai commencé la narration ? Le cinquième jour, l'accès syncopal reparut, mais singulièrement atténué, car le malade ne perdit pas connaissance, et retardé de cinq heures ; le septième jour, le quatrième accès fut encore plus faible, et finalement tout disparut.

Je me demande, et vous vous demanderez comme moi, s'il existe un homœopathe assez convaincu de la puissance de réaction de l'organisme pour se contenter, dans un cas aussi pressant et aussi grave, de la solliciter par un médicament quelconque, si provocateur que vous puissiez l'imaginer. Il me semble, et vous partagerez, je crois, ma manière de voir, qu'un médecin consciencieux et instruit ne peut éprouver en pareille circonstance aucune espèce d'hésitation : c'est à la médecine coercitive qu'il doit recourir, quitte à l'abandonner, comme je l'ai fait dans le cas de la première observation, si elle ne répond pas à l'attente du praticien.

Il me serait facile de multiplier les exemples pour vous faire toucher du doigt les indications les plus formelles de la médecine coercitive ; de vous signaler encore l'iritis, la méningite des enfants, la péritonite, que vous combattez par une intoxication mercurielle hâtive ; le délire des ivrognes, le tétanos, que vous attaquez par des doses formidables d'opium, et bien d'autres maladies redoutables contre lesquelles l'idée ne vous vient pas plus de solliciter des réactions, que ne vous viendrait celle d'arrêter un cheval qui s'emporte avec l'éperon ou la cravache.

Mais je crois en avoir assez dit pour me faire comprendre et avoir le droit de conclure dans les termes suivants : C'est à l'homme de l'art, en définitive, de bien examiner et de bien apprécier l'état des forces de son patient. Si elles sont telles qu'il puisse en attendre une réaction favorable, la médication par réaction sera préférable, puisqu'elle ne modifie pas l'organisme et ne le sauve de la maladie qu'en l'induisant à rentrer *de lui-même* dans l'état normal. Si au contraire les forces sont profondément altérées, vous n'obtiendrez rien des réactions, puisqu'elles sont impossibles ; il faut forcer le malade en le ramenant à l'état normal par voie directe, ou en le jetant violemment dans un état pathologique incompatible avec celui auquel vous voulez l'arracher et moins fâcheux, bien entendu.

Je viens de vous dire quelles étaient les raisons, tirées de l'état du malade, qui influent sur le choix de la médication, coercitive ou réactionnelle. Il y aurait encore des raisons tirées de la nature de la maladie considérée indépendamment du malade, mais vous comprenez sans peine jusqu'où me conduirait une pareille étude ; je tiens à me borner et je termine cette appréciation superficielle par une dernière observation générale.

L'emploi d'une médication se détermine beaucoup moins d'après sa nature considérée en elle-même, que d'après l'état du malade, la nature de sa maladie et les circonstances qui entourent l'un et l'autre. La médication réactionnelle est la plus commode ; c'est fort bien, mais ce n'est pas de cela qu'il s'agit ; il faut savoir si c'est la plus sûre dans ses effets. Or, en dépit d'Hahnemann et de son école, je n'hésite pas à dire qu'il est loin d'en être toujours ainsi. Je crois, mais ceci est une affaire d'appréciation personnelle que je n'ai ni le temps ni la volonté de chercher à faire prévaloir ici, je crois, dis-je, que les deux médications tiendraient une place égale dans l'arsenal d'un homme habile qui les connaîtrait bien toutes deux. Mais où est-il, cet homme ?

En thèse générale, la médication réactionnelle convient aux enfants et aux malades excitables ; la médication coercitive aux vieillards et aux personnes épuisées. Mais encore ici, trouverions-nous une incroyable quantité de faits qui feraient exception ; au fond, c'est une affaire de tact médical. Toutefois, on peut le dire sans crainte, la médication coercitive est celle des cas graves, où la responsabilité du praticien est quelquefois si lourde à porter ; la médication réactionnelle est plus spécialement celle des accidents légers, fugaces, ennuyeux pour les patients, généralement négligés par les praticiens qui ne savent bien souvent par quels moyens les combattre. Et voyez comme les faits observés sans parti pris et sans esprit de rancune me donnent raison dans cette appréciation ! Quels sont les cas où les homœopathes réussissent, *réellement*, en mettant de côté ceux, très-nombreux comme je vous l'ai dit, où la maladie guérit toute seule pendant qu'ils administrent des globules inertes ? Ce sont ces malaises indéfinissables, manifestations incessantes d'états diathésiques cachés et qui se montrent à chaque instant dans l'organisme affecté de ces diathèses, comme les rejetons d'acacias dans un jardin. Certes leur arsenal est aussi pauvre que le nôtre dès qu'il s'agit de combattre et d'anéantir la diathèse, mais il faut avouer qu'ils possèdent pour détruire ces rejetons indisciplinables qui pullulent d'ici et de là dans l'économie vivante, des médicaments qui, administrés à dose réactionnelle, agissent avec efficacité, et dont nous avons bien tort de leur abandonner le bénéfice exclusif.

Si les indications des deux méthodes thérapeutiques générales dont je cherche à vous démontrer l'importance, sont aussi différentes que nous venons de le constater, les conditions de succès dans leurs applications ne le sont pas moins. Passons-les rapidement en revue.

Si vous croyez devoir forcer un organisme à entrer dans une voie que vous jugez meilleure que celle qu'il parcourt spontanément sous l'empire de la maladie, vous êtes obligé d'employer des doses d'autant plus coercitives que l'organisme en question est plus éloigné de la voie dans laquelle vous prétendez l'engager. Si vous réussissez, c'est fort bien, quoique ce ne soit pas toujours, comme nous l'avons observé précédemment, sans payer ce bénéfice par les inconvénients inhérents aux doses coercitives, c'est-à-dire par l'apparition de symptômes pathogénétiques dus au médicament, et que l'on était bien loin de chercher. Mais si vous ne réussissez pas, l'organisme ne se trouve-t-il pas littéralement *écartelé* entre la maladie, d'une part, et le médicament, de l'autre, chacun tirant de son côté à qui sera le plus fort? Et êtes-vous bien sûr qu'il ne puisse pas arriver que le malade meure de cet écartèlement autant et même plus que de sa maladie? Etes-vous bien sûr enfin que la chose ne soit pas arrivée plus d'une fois? Et ne sentez-vous pas, comme moi, combien est grave ce nouveau reproche à l'adresse de la médication coercitive?

Si vous jugez, au contraire, qu'il sera plus favorable au malade de solliciter sa réaction que de lui imposer une action médicamenteuse, la manière d'agir change du tout au tout. Il faut que vous réalisiez deux conditions d'inégale importance :

Le première consiste à rechercher le médicament dont la symptomatologie pathogénétique ressemble le plus exactement à celle de la maladie qu'il s'agit de faire disparaître.

En effet, si l'organisme tend à s'emporter hors de son *milieu* dans une direction donnée, et que je veuille provoquer une réaction dans le sens directement inverse, il faut que mon impulsion médicamenteuse agisse exactement dans le même sens, sur la même ligne que l'impulsion morbide naturelle, sans quoi je ne fais pas de la réaction, *je fais de la perturbation :* je sollicite l'organisme dans un sens *qui n'a pas de rapport* avec celui qu'il tend à parcourir spontanément, et si je ne détermine pas un effet coercitif, j'aurai une réaction en sens inverse de ma sollicitation, mais non en sens inverse de la tendance morbide naturelle que je veux combattre.

Pour bien comprendre cette proposition, placez devant votre imagination une rose des vents, et ne vous étonnez pas des expressions métaphoriques que je vais employer.

Si l'organisme malade et tendant par ce fait à sortir de son milieu, qui est représenté ici par le centre de la rose, se dirige spontanément *au nord,* vous pouvez le ramener *au sud* par coercition, ou par réaction. Dans le premier cas, c'est en le poussant directement dans ce sens ; dans le second, c'est en le poussant au nord pour solliciter sa puissance d'oscillation. Dans l'un et l'autre cas, vous avez agi dans un sens qui a un rapport *direct* ou *inverse* avec le sens dans lequel il tendait à se déplacer spontanément. Toute autre impulsion donnée en dehors de la direction du diamètre *nord-sud* est perturbatrice, et la plus perturbatrice, sans contredit, est celle qui aura lieu dans la direction du diamètre est-ouest, soit qu'elle ait lieu par coercition, soit qu'on l'obtienne par réaction.

Si j'ai réussi, au moyen de cette image, à vous faire comprendre l'importance du calque exact de la symptomatologie médicamenteuse sur la symptomatologie morbide qu'il s'agit de combattre, vous conviendrez sans peine avec moi qu'il n'y a que justice à reconnaître combien Hahnemann et son école sont dans le vrai lorsqu'ils s'évertuent à réaliser l'exactitude absolue de ce calque. Je me plais d'autant plus à constater la justesse de leurs vues sur ce point spécial, que je me suis montré plus intraitable sur la question des doses, et que je serai forcé d'être plus sévère encore dans l'appréciation générale de leurs doctrines thérapeutiques, que je me propose de faire dans ma quatrième lettre.

Je vous ai dit, mon cher collègue, que pour appliquer avec succès une médication réactionnelle, il fallait réaliser deux con-

ditions; nous venons d'examiner la première et la plus importante. Passons à la seconde; elle se traduit en trois mots : éviter
la coercition.

Cela est clair comme le jour; si vous jugez que vous pouvez
obtenir une réaction, il faut pousser le malade dans le sens où il
marche; mais il ne faut pas le pousser si brutalement que vous
le fassiez trébucher; il ne faut pas, avec votre remède, assom-
mer la puissance de réagir que la maladie n'avait pas tuée, elle.
De là vient le précepte judicieux d'affaiblir les doses d'autant plus
que la symptomatologie médicamenteuse est plus fidèlement cal-
quée sur la symptomatologie morbide, et d'autant plus que la sensibilité du sujet est naturellement ou pathologiquement plus exquise.
Cette sensibilité, nous l'avons constaté ensemble, varie dans des
limites incroyables, au point de nécessiter quelquefois des doses
très-fortes pour obtenir une simple réaction et de répondre dans
d'autres circonstances par un effet coercitif à des sollicitations à
peine sensibles. Le jeune homme que je vous ai signalé pour sa
tolérance mercurielle, et la malade de Récamier, vous repré-
sentent ces deux types opposés.

Il n'y a donc pas de règle absolue concernant cet affaiblisse-
ment des doses, et sur ce point les homœopathes montrent une
obstination et une intolérance regrettables.

En principe, l'indication avait été saisie par Hahnemann et son
école; mais nous verrons plus tard comment en arrivant à la pratique, ils ont abandonné les voies de la science positive, pour se
lancer dans les spéculations métaphysiques de la divisibilité de
la matière à l'infini, et du dynamisme des médicaments. Nous
avons déjà touché un point de cette question dans ma deuxième
lettre, nous y reviendrons pour la dernière fois, dans la quatrième. Qu'il me suffise de vous rappeler le principe que j'ai
formulé en ces termes : tant qu'il y a un médicament constaté
par les moyens physico-chimiques, l'action est possible et l'ex-

périence légitime; hors de là il ne peut plus y avoir que du doute, et *dans le doute abstiens-toi,* dit un sage proverbe.

Je ne sais si je me trompe, mon cher collègue, mais il me semble que la simple esquisse que je viens de vous tracer, touchant ce que je considère comme les lois fondamentales de la thérapeutique, doit vous paraître tout à la fois bien courte si nous considérons l'importance du sujet, et trop longue eu égard à mes talents d'exposition. Il faut cependant que je termine cette lettre par la solution d'une dernière objection. Il est possible, me direz-vous, que la théorie que vous exposez soit vraie dans un grand nombre de cas, mais vous ne pouvez pas la justifier et la démontrer dans tous.

A cela je réponds que c'est parfaitement vrai ; il existe encore un certain nombre de médicamentations purement empiriques et auxquelles nous ne comprenons rien absolument jusqu'à présent. Mais cela ne prouve pas contre le fond de la théorie ; l'empirisme est pour toutes les connaissances humaines un état provisoire destiné à disparaître au fur et à mesure des progrès de l'observation. A mesure que la lumière se fera, ces médicamentations de plus en plus connues viendront se placer d'elles-mêmes dans la règle commune que j'ai cherché à formuler dans les lignes précédentes. Prenons pour exemple un médicament nouveau à qui semble réservé un grand avenir : le bromure de potassium. Dans les bons effets que l'on en obtient en cas d'épilepsie, d'éclampsie, etc., etc., agit-il par réaction ou par coercition ? En bonne vérité, je n'en sais rien du tout, et ne m'en fais pas beaucoup de souci. Je sais que je peux guérir avec son aide, et j'attends que la longue investigation de faits trop récents jusqu'à ce jour vienne me donner la loi de ses actions et des réactions qu'il peut provoquer. En attendant que je m'en serve scientifiquement, je m'en sers empiriquement ; mais cet emploi empirique provisoire ne préjuge rien et ne doit préjudicier en rien à l'emploi scientifique des autres médicaments connus depuis plus long-temps.

Et maintenant, mon cher collègue, que vous êtes parvenu à m'arracher l'aveu public d'opinions scientifiques que je croyais garder pour moi, il me reste à me venger en vous infligeant la lecture d'une quatrième lettre, dans laquelle je vous démontrerai clairement et nettement que je ne suis pas homœopathe, à moins que les mots n'aient changé de sens à mon insu, depuis tantôt vingt ans que j'ai quitté les bancs de l'école.

QUATRIÈME LETTRE.

Je vous ai promis, mon cher collègue, de vous faire voir clairement combien les lois de la thérapeutique, qui ont fait l'objet de nos trois entretiens précédents, diffèrent de celles qui ont fait la base de la doctrine d'Hahnemann. Une question se présente tout d'abord à votre esprit : à quoi bon cette démonstration ?

Au fond, vous avez raison de penser de la sorte ; de deux choses l'une, en effet : ou la théorie que j'ai émise est conforme à la vérité, ou elle est fausse ; dans l'un comme dans l'autre cas, il importe peu de savoir si je me trouve ou si je ne me trouve pas en compagnie de ce chef d'école.

Mais outre qu'il n'est pas commun de trouver des lecteurs professant une aussi suprême indifférence sur l'origine de la vérité, il est bon de savoir si, volontairement ou à mon insu, je ne joue pas devant vous le rôle du geai paré des plumes du paon.

N'y aurait-il pas enfin quelque instruction à retirer de la comparaison des deux théories, dont j'affirme si résolûment et dont je prétends vous démontrer la différence ? Je le crois et c'est ce qui m'engage définitivement à vous adresser cette dernière lettre.

Commençons par un acte de franchise : c'est en étudiant expérimentalement la méthode homœopathique que la première idée de la double théorie des médications coercitive et réactionnelle m'est apparue comme résolvant des problèmes que je ne parvenais pas à démêler autrement. Quelle fut la filiation des faits ? La voici.

Lassé d'entendre des homœopathes que je regardais et que je regarde encore comme parfaitement convaincus, répéter à satiété que nous sommes des hommes de parti-pris, refusant obstinément l'expérimentation qui pourrait nous instruire, je me mis à faire quelques essais de thérapeutique par les semblables. Mais, prenez bonne note de ce que je vous affirme ici, les expériences furent faites dans les conditions ¡scientifiques que dans ma seconde lettre je vous ai signalées comme indispensables, c'est-à-dire que j'ai toujours eu soin : 1° d'établir mon diagnostic ; 2° de constater mon médicament.

Pour réaliser la première condition, je choisissais des maladies chroniques, n'évoluant pas spontanément à la guérison. Pour me mettre à couvert des erreurs sur le second point, je me servais des mêmes médicaments que vous employez, c'est-à-dire de ceux de la pharmacie des hôpitaux, ceux des officines ordinaires de la ville, et je ne recourais aux pharmaciens spéciaux que dans les circonstances où le médicament ne pouvait être trouvé que chez eux. Dans tous les cas et sans exception aucune, mes expériences ont toujours eu lieu avec des doses parfaitement pondérables, et la meilleure preuve que j'en puisse donner, c'est qu'elles ont été faites en majeure partie à l'hôpital de la Croix-Rousse ou à l'Hôtel-Dieu, où certes on ne perd pas son temps à fractionner des milligrammes.

Dieu soit loué ! me voilà acquitté sur le terrible chef d'accusation *des globules* ; c'est dèjà quelque chose.

Continuant donc mes expériences, je ne tardai pas à m'apercevoir qu'il était exactement vrai, parfaitement certain que l'on guérit dans certains cas avec des médicaments dont la symptomatologie ressemble à celle de la maladie qu'il s'agit de faire disparaître. De là à rechercher s'il était vrai qu'il en fût toujours ainsi, il n'y avait qu'un pas.

Notez, s'il vous plaît, qu'il m'était parfaitement indifférent de constater la légitimité ou l'inanité de cette prétention. Je dirai plus : s'il m'eût été prouvé par l'expérience que la cure s'obtient toujours par voie de similitude, j'aurais trouvé la thérapeutique beaucoup plus simple qu'elle n'est en réalité. Eh bien ! mon expérience personnelle et l'examen des faits provenant de l'expérience d'autrui, ne m'ont pas permis d'adhérer à cette simplification. Je n'arrivais pas à conclure que le quinquina guérit parce qu'il est apte à donner la fièvre ; je ne pouvais pas rayer de mon catalogue les médications purgative, altérante, dérivative, et tant d'autres. En un mot, l'admission de la simplification hahnemannienne me conduisait à l'élimination d'une partie de la science *expérimenta- lement* démontrée, donc elle était inadmissible dans sa forme exclusive. Que faire dans des circonstances qui se résument comme il suit : j'avais d'un côté des faits authentiques de guérison par les semblables ; de l'autre des faits inattaquables qui ne peuvent supporter cette interprétation. Évidemment, il n'y avait qu'un parti à prendre, c'était de les comparer entre eux. Or, il résultait de cette comparaison que les uns et les autres avaient lieu fré- quemment *avec le même médicament*; ainsi, je voyais la noix vomique guérir des paralysies et des contractures , je voyais la belladone donner mal à la gorge et supprimer des angines; et de même pour beaucoup d'autres. Donc, il fallait conclure que le même médicament peut agir tantôt d'une façon, tantôt d'une autre ; le tout était de trouver la formule. Or, l'intervalle n'était pas difficile à franchir ; c'est cette formule que je vous ai expliquée comme j'ai pu dans mes trois lettres précédentes, et dont les élé- ments se rencontrent, du reste, dans un si grand nombre d'au- teurs, que je n'ai guère eu que la peine de les réunir et le mince mérite de les comparer pour les classer.

Et maintenant, dites-le moi, mon cher collègue, quelle identité trouvez-vous entre les doctrines homœopathiques et celle dont je cherche à vous convaincre ? Hahnemann trouve ce fait incontestable qu'un grand nombre de cas morbides guérissent par l'administration de médicaments possédant une symptomatologie plus ou moins identique à celle de ces mêmes maladies ; mais il se laisse *emporter* par sa découverte, et certes le mot n'est pas trop vif, lisez l'*organon*. Qu'arrive-t-il ? Il veut faire rentrer toute la thérapeutique dans ce nouveau cadre, et pour cela, nouveau Procuste, il se sert de son immense érudition pour torturer les faits, et quand il ne peut pas venir à bout de les adapter à sa théorie, il les rejette violemment et repousse de la sorte des médications incontestablement utiles, mais dont il ne peut décidément pas dans son système expliquer l'efficacité.

En quoi la doctrine que je viens affirmer devant vous est-elle responsable de ces excès ? Est-ce que, pour me servir d'une comparaison fort juste, est-ce que, dis-je, les monothéistes juifs, chrétiens ou autres sont tenus de repousser l'unicité de Dieu parce qu'il a plu à Mahomet de partir de ce point doctrinal indiscutable pour aboutir au volume d'absurdités qui porte le nom de Coran ? Non, n'est-ce pas ? Concluons donc. Il y a deux grandes méthodes thérapeutiques qui dominent toutes les médications : la méthode coercitive, qui est la plus ancienne, et la méthode réactionnelle, qui, employée d'aussi vieille date, n'a été formulée que de notre temps. Hahnemann a cru pouvoir tout ramener à cette dernière ; il s'est trompé. Tant pis pour lui et son école ; mais le discrédit que lui vaut cette erreur ne doit pas, ce me semble, rejaillir sur notre manière de voir.

Je vous ai promis, page 26, de vous démontrer dans ce dernier entretien, « que l'homœopathie diffère singulièrement « *par l'étroitesse de sa conception fondamentale* de la doctrine « large et féconde que je m'efforce tant bien que mal de vous

« faire comprendre. » Il est temps que j'exécute cette promesse, et pour ce faire, suivons patiemment le chef de l'école homœopathique dans le développement de ses idées.

Nous venons de lui voir formuler l'action réactionnelle des médicaments, découverte qui lui appartient bien réellement et dont il est puéril de vouloir le dépouiller ; nous lui avons vu commettre en même temps la faute irréparable de nier leur action coercitive comme moyen thérapeutique utile. Laissant de côté pour le moment tous les faits qui sont du ressort de cette dernière médication, suivons-le sur le terrain de la médication réactionnelle exclusivement.

Là nous l'avons vu exiger, comme condition *sine quâ non* du succès, le calque exact de la symptomatologie médicamenteuse sur la symptomatologie morbide qu'il s'agit de faire disparaître ; et je vous ai dit nettement que sur ce point il avait vu juste et qu'il n'avait rien avancé que de vrai. Pour faire comprendre mon affirmation, j'ai placé sous vos yeux la figure schématique de la rose des vents. Veuillez, je vous prie, vous y reporter un instant, pour bien saisir le sens de ma nouvelle proposition.

L'organisme étant supposé occuper le point central, écrivez au pôle nord le mot : fièvre intermittente, et admettez l'hypothèse très-réalisable que cette fièvre intermittente est du nombre de celles qui peuvent guérir par la médication arsenicale, que vous savez être exclusivement réactionnelle. Rappelez-vous qu'avant la vulgarisation de la médication arsenicale, qui ne date guère que de notre temps, on combattait cet état morbide au moyen de la médication quinique, laquelle, antipériodique par nature, est bien certainement coercitive. Si nous voulons représenter sur notre figure schématique le sens de ces deux médications opposées, le terme *arsenic* doit être inscrit au pôle nord du diamètre nord-sud, à côté du mot *fièvre intermittente*, et le terme *quinquina* à l'extrémité sud du même diamètre, et nous aurons de la sorte la représentation graphique des deux méthodes *opposées* de traiter la fièvre intermittente, celle par les semblables et celle par les contraires. Maintenant, s'il n'existe pas d'autres médications de la fièvre intermittente que celles que je viens de vous citer, il est clair qu'Hahnemann a connu la moitié de la thérapeutique de cette maladie et a méconnu l'autre; sa part serait encore assez belle. Mais il est loin d'en être ainsi. Avant la découverte du quinquina, avant la mise en œuvre de l'arsenic, on traitait et on guérissait souvent les fièvres intermittentes ; par quels moyens ? Il y en avait un grand nombre, mais choisissons-en deux pour simplifier : l'émétique et le bain froid. Évidemment, vous ne pouvez pas inscrire sur votre figure schématique l'action du tartre stibié à côté de celle de l'arsenic ou de celle du quinquina; l'émétique n'étant ni un fébrigène ni un anti-périodique direct, mais simplement un perturbateur, devra être placé sur l'extrémité d'un autre diamètre, avec le titre de médication perturbatrice par coercition. Quant au bain froid, il n'est ni l'analogue ni le contraire de l'arsenic, ni l'analogue ni le contraire du quinquina, ni l'analogue ni le contraire de l'émétique ; il faudra, par conséquent, l'inscrire seul à l'extrémité d'un troisème diamètre de notre figure à titre de médication perturbatrice par réaction.

Vous le voyez clairement, dans un cas morbide donné et dans le cas présent en particulier, on peut attaquer le mal de deux manière générales : 1° par *la* médication *directe*, qui elle-même peut être réactionnelle (arsenic, dans l'exemple ci-dessus), ou coercitive (quinquina) ; 2° par *des* médications *indirectes*, perturbatrices, lesquelles peuvent être produites par coercition (émétique, dans l'exemple cité), ou par réaction (bain froid), et dans ce dernier cas, *le calque symptomatologique du médicament sur la maladie, indispensable dans la médication directe réactionnelle, devient complètement inutile.*

Enfin, avant de passer outre, remarquez l'unicité des médications directes réactionnelle et coercitive, médications par excellence, et la pluralité indéfinie des médications perturbatrices ou indirectes, obtenues par coercition ou par réaction, médications que nous ne devons employer que faute de pouvoir faire mieux.

Au milieu de ces méthodes thérapeutiques variées et irréductibles les unes dans les autres, qu'a fait Hahnemann ? Il a constaté l'existence et la loi fondamentale de la médication *directe* par réaction, voilà son mérite ; et comme il ne voulait pas reconnaître les autres, il les a mutilées pour les entasser dans le même moule, où il a refusé d'en admettre l'existence ; voilà son erreur.

En résumé, quel est, dans la thérapeutique générale, le rôle réel de la médication directe réactionnelle, ou médication hahnemannienne, car ce nom est bien mérité ? c'est celui que joue dans un cercle un rayon entre les autres rayons ; celui d'une ligne dans une surface ; celui en un mot que joue une partie dans un tout *indéfiniment* plus vaste ; et c'est ce qui vous explique pourquoi, jusqu'à présent, les homœopathes font de vains efforts pour attirer à eux toute la thérapeutique, c'est que la partie ne peut pas absorber le tout ; c'est ce qui justifie enfin l'obstination que j'apporte à faire rentrer la partie saine de la doctrine d'Hahnemann dans le grand tout thérapeutique, dont les allopathes exclusifs s'acharnent à la chasser, sans trop savoir ce qu'ils font.

Je crois, mon cher collègue, avoir suffisamment justifié mon allégation touchant l'*étroitesse de la base* sur laquelle Hahnemann a fondé sa doctrine, et je poursuis mon examen critique. Nous y trouverons encore l'occasion de nous instruire.

Hahnemann était un savant d'une incomparable érudition ; je vous l'ai dit et je ne cesserai de le soutenir ; mais c'était en même temps un esprit éminemment antiscientifique, passez-moi ce barbarisme. Pour le prouver, récapitulons en quatre mots les faits acquis : 1° Il découvre la médication réactionnelle, voilà la vérité ; mais il nie la médication coercitive, voilà l'erreur corrélative ;

2° Il voit et formule la nécessité du calque symptomatologique du médicament sur la maladie, dans le cas de médication réactionnelle directe, deuxième vérité ; mais il ne voit pas l'inutilité de ce calque dans les cas de médication réactionnelle indirecte ou perturbatrice dont il nie ou dont il ignore, du reste, l'existence ; deuxième erreur corrélative à la deuxième vérité ; 3° Je vous ai dit dans ma troisième lettre qu'il avait compris la nécessité d'atténuer les doses du médicament dans la médication réactionnelle directe, et je vous ai prouvé que c'était une troisième vérité à son actif ; mais ici l'erreur corrélative prend des proportions qui dépassent tout ce que l'imagination peut rêver de plus extravagant. Sous prétexte d'éviter la coercition et les aggravations qui peuvent en être le résultat, il arrive à diluer le médicament tant et si bien qu'il ne peut plus en démontrer l'existence ; et le voilà hors de l'observation des sens, c'est-à-dire hors de la méthode scientifique positive, la seule applicable aux phénomènes organiques. Il admet alors comme incontestable ce principe inadmissible que la cure de la maladie est une preuve de l'existence du médicament ; et une fois lancé sur cette route, l'hypothèse appelant l'hypothèse, il arrive à la doctrine indémontrable et purement métaphysique de la divisibilité *réelle* de la matière à l'infini, du dynamisme des médicaments indépendant de la quantité de matière qui les constitue, de l'*exaltation* de ce dynamisme par la division, et en raison directe et *indéfinie* de cette division, etc., etc.

Lorsqu'une locomotive déraille, elle commence par s'enterrer à une petite distance du lieu où elle a quitté la voie, quand elle ne se renverse pas les roues en l'air ; mais les voitures qui la suivent, animées par la vitesse acquise, passent encore au-delà et s'entassent les unes sur les autres dans le plus affreux désordre. Il en est absolument de même lorsque, dans une science, le chef d'école quitte la voie de l'observation pure pour se lancer dans l'hypothèse, les élèves arrivent à l'absurde.

L'expression est-elle trop forte, dites-le moi, quand on parle des dilutions de Jenicken, qui a eu le courage d'administrer sans rire la dix-millième dilution d'un médicament, c'est-à-dire la fraction décimale du *grain* représenté par l'unité précédée de *vingt mille zéros !!!* En vérité, il est fâcheux, pour l'édification du genre humain, que cet illuminé n'ait pas laissé de légataires chargés de continuer après sa mort ce travail de Danaïdes, en prenant pour point de départ celui où il s'était arrêté lui-même, faute probablement d'avoir vécu plus longtemps.

Le ridicule des doses infinitésimales a trop souvent défrayé la verve satirique de nos confrères en allopathie, pour que je ne me croie pas dispensé d'y ajouter mon grain de sel. Il me semble que, sur cette question, je suis resté dans les limites de la science positive en traduisant ma pensée par les deux formules ci-dessous : 1° La constatation du médicament ne peut pas plus résulter de la cure d'une maladie, quelle qu'elle soit, que le diagnostic d'une maladie ne peut être établi par l'heureuse issue de l'administration d'un médicament, quel qu'il puisse être. 2° Partout où l'existence d'un médicament est démontrée par l'observation directe, c'est-à-dire physico-chimique, l'action thérapeutique est *possible* et l'expérimentation légitime. Hors de ces conditions, je reste sourd à tous les raisonnements, je n'accorde *rien*, et j'affirme, sans la plus petite intention offensante, que les sectateurs d'Hahnemann ne *pouvant* plus savoir ce qu'ils font, ne peuvent plus savoir où ils vont.

Nous venons de constater à l'actif d'Hahnemann trois vérités, et à son passif trois erreurs corrélatives à chacune de ces vérités. Nous allons, en poursuivant notre étude, trouver une quatrième vérité et une quatrième erreur.

La vérité, je ne perdrai pas mon temps et le vôtre à vous la démontrer, car elle est évidente , c'est que pour connaître parfaitement l'action caractéristique d'un médicament, il ne suffit pas d'observer ses effets sur le malade, mais qu'il faut encore l'expérimenter sur l'homme sain.

L'erreur, je vais vous la rendre palpable. Hahnemann confond dans le catalogue des actions médicamenteuses tous les résultats observés à la suite de l'emploi d'un médicament, *sans distinction de doses*, de manière que l'on ne sait jamais, lorsqu'on fait des recherches dans un livre d'expérimentation thérapeutique homœopathique, si les symptômes attribués au médicament ont été obtenus par des doses coercitives ou par des doses à réaction ; bien plus, on ne sait pas même si les expérimentations ont été faites avec des doses pondérables et susceptibles de constatations physico-chimiques, ou si elles ont été faites avec des doses impondérables et hors de constatation ; ce qui revient à dire que ni les homœopathes, ni vous, ni moi ne savons et ne pouvons savoir si l'expérimentation a été faite *avec* ou *sans* médicament.

Hahnemann et ses sectateurs ont colligé avec un soin minutieux, grâce à un labeur assidu et à une érudition colossale, tous les résultats observés par les médecins allopathes ; dans ces cas, la présence du médicament n'est pas douteuse ; mais ils ont adultéré ce fond positif par le mélange de toutes les observations qu'ils ont faites sur eux-mêmes avec leurs dilutions élevées.

Que résulte-t-il de là ? Deux choses : la première est qu'il est impossible de séparer, au milieu du fatras de symptômes dont ils accusent un médicament quelconque, ceux qui sont réellement le produit de l'action pathogénétique de ce médicament de ceux qui sont le produit exclusif de leur imagination, qu'on a justement qualifiée d'hypochondriaque ; la seconde, c'est que parmi les symptômes certainement provoqués ou déterminés par un médicament *réellement* et *substantiellement* présent, coercition et réaction, tout a été confondu.

La conséquence de tout ceci est que pour tirer parti de leurs travaux d'expérimentation pure, puisque telle est le nom qu'ils lui donnent, il y a deux opérations à faire : la première qui consisterait à éliminer toutes les observations faites avec des dilutions dépassant la limite de constatation physico-chimique ; la seconde consistant à séparer, dans les observations restantes, les symptômes qui sont le résultat de la réaction du patient contre le médicament, de ceux qui résultent de la coercition exercée par le médicament sur le patient ; pour les premiers être rayés du cadre des symptômes dudit médicament, ou tout au moins être stipulés comme symptômes de réaction ; et les seconds, être seuls considérés comme symptômes pathogénétiques de la substance médicamenteuse mise en expérience. Or, après l'avoir essayé, je puis vous certifier, mon cher collègue, que le travail parachevé par Hercule dans les étables d'Augias n'était qu'un jeu d'enfant à côté de cette besogne-là, et vous ne vous étonnerez pas quand je vous dirai que j'y ai entièrement renoncé pour ma faible part.

Jusqu'à présent nous avons toujours trouvé, à côté de chacune des erreurs que je viens de chercher à combattre, une vérité qui, faisant compensation, pouvait jusqu'à un certain point servir d'excuse. Nous allons maintenant nous trouver en face d'une cinquième hérésie scientifique, celle-là sans aucune espèce de circonstance atténuante.

Hahnemann ne se contente pas d'affirmer le fait de la division à l'infini de la matière médicamenteuse ; il ne lui suffit plus de spéculer sur un dynamisme médicamenteux plus ou moins indépendant de la matière qu'il vivifie en quelque sorte, chose improbable et absolument indémontrable ; il navigue à pleine voile dans le domaine de l'*incognoscible* et affirme imperturbablement que des substances, d'une parfaite inertie à leur état ordinaire, telles que le lycopode, la rave alimentaire, le sel de cuisine, etc., etc., acquièrent une activité prodigieuse lorsqu'elles sont diluées à l'infini, et que cette activité est en raison directe de la dilution. Remarquez bien cette progression :

Dans les atténuations des médicaments dont l'activité à dose pondérable n'est pas douteuse, il n'y avait qu'une inconnue, c'était la présence du médicament ; nous avons vu que pour les esprits scientifiques c'est déjà trop ; lui, ne s'arrête pas pour si peu, il trouve le moyen d'en avoir deux : la présence du médicament et sa puissance pathogénétique. En vérité, on se prend à regretter que, forcé de s'arrêter en si beau chemin, il n'ait pu ajouter au problème une troisième inconnue. Le praticien aurait alors la satisfaction de se trouver exactement dans la situation d'Enée parcourant les enfers, lequel vit, à ce que nous dit Scarron :

> ... L'ombre d'un cocher
> Qui de l'ombre d'une brosse
> Frottait l'ombre d'un carrosse.

Laissons les grotesques et parlons sérieusement. Le hasard a voulu que sur cette question je fisse une expérience d'une rigueur peu commune ; je vais vous la rapporter en peu de mots.

Lorsque j'étais médecin de l'hôpital de la Croix-Rousse, mon service étant encombré de phthisiques, j'eus l'idée d'essayer de combattre cette affection par l'administration du charbon à l'intérieur. Ce n'est ni le moment ni le lieu de vous dire quelle était l'idée théorique qui me conduisit à l'essai de cette médication. Il suffit à mon procès actuel que vous sachiez parfaitement quelle fut la méthode employée.

Considérant que le charbon, si fine que soit sa poussière, pénètre très-difficilement par les voies respiratoires, que c'est d'ailleurs un mode d'administration presque impraticable en grand, je songeai à le faire pénétrer par les voies digestives. Comment cela, me direz-vous ? En le réduisant en particules si ténues que l'on put espérer de les faire entrer par *effraction* à travers les villosités intestinales ; vous n'ignorez pas que la possibilité de ce mode de pénétration paraît assez bien démontrée. Du reste, démontrée ou non, il suffit à ma cause que mon atténuation soit au moins équivalente à celles que prétendent faire les disciples d'Hahnemann, ce dont vous allez juger. Enfin, je faisais prendre mon produit carbonifère en mangeant, ce qui devait rendre plus facile l'introduction en question.

Pour arriver à mes fins j'avais fait construire une espèce de caisse fermée, en forme de demi-cylindre, en fortes douves de chêne, pouvant contenir 100 litres d'eau et 10 kilog. de charbon de bois. Une roue de fer à quatre palettes percées d'un millier de trous, tournait nuit et jour dans ce mélange sous la forte impulsion d'une des machines à vapeur de l'hôpital, chargée du travail continu de l'aération des salles. Evaluation faite au bout de l'année de la quantité de charbon brûlé en sus de celui que l'on avait l'habitude de consommer pour la marche ordinaire de la machine, il se trouva que nous avions utilisé *tous les jours* et d'une manière *constante* un cheval-vapeur, et cela pendant *un an et demi sans interruption*. Le travail mécanique était mis en évidence par une élévation de température au sein de la masse agitée par le battoir, élévation qui oscillait entre 40 et 50 degrés centigrades, suivant que la machine motrice ralentissait ou accélérait son mouvement, dont j'étais forcé de subir les oscillations. Je n'ai pas besoin de vous faire observer que cette élévation considérable de la température était une preuve *mathématique* du travail mécanique opéré dans le mélange en question.

Au bout d'un mois de ce travail, je commençai à tirer tous les jours cinq litres de liquide ; je les remplaçais par cinq litres d'eau et une très petite quantité de charbon. Ces cinq litres on les laissait déposer pendant 48 heures, après quoi décantant la couche claire, on rejetait dans la caisse la couche épaisse accu-

mulée au fond du récipient. Il résultait de cette manière de procéder que l'eau était battue avec le charbon pendant 500 heures
consécutives *au moins*, avant d'être séparée, pour être prise à la
dose d'un demi-litre par personne par dix malades mis en expérience pendant des mois entiers.

Cette eau présentait l'aspect grisâtre d'une solution légère
d'encre de Chine. L'œil nu n'y découvrait aucun corps étranger ;
mais le microscope y faisait voir des myriades de corpuscules
charbonneux d'une ténuité telle qu'un certain nombre échappaient
presque à la vue, malgré l'objectif n° 6 de Nachet. Ces corpuscules de grosseur variable, dispersés dans le champ de l'instrument
grossissant, produisaient, *si parva licet componere magnis*, une
façon de ciel étoilé en noir sur du blanc, dans lequel chaque molé-
cule était agitée d'un mouvement continu semblable au mouvement brownien. Cette agitation s'arrêtait après un temps assez
long, si on évitait de toucher les plaques de verre entre lesquelles
le liquide était placé, sans quoi il durait indéfiniment. Les plus
gros de ces corpuscules étaient tout au plus semblables à un
point fait sur le papier avec une plume déliée ; les plus petits de-
venaient invisibles.

Examiné au microscope solaire, le coup d'œil était le même,
seulement le mouvement s'arrêtait, en quelques secondes, par le
fait de l'évaporation du liquide.

Vous m'accorderez bien, je pense, que je suis *pour le moins*
aussi sûr d'avoir fait absorber du charbon à mes malades, que
quelque homœopathe que ce soit administrant la 12e ou la 30e dilution de *carbo vegetabilis*. Hé bien ! laissant de côté les résultats
thérapeutiques discutables que j'ai pu obtenir par cette méthode,
examinons simplement si j'ai déterminé chez mes malades, ou au
moins chez quelques-uns d'entre eux, *un seul* des effets pathogénétiques attribués au charbon dilué par l'école d'Hahnemann.

Il faudrait pour cela connaître ces effets ; ouvrons l'ouvrage de

Jahr à l'article *carbo vegetabilis*. Grand Dieu ! Qu'aperçois-je ? *Six pages* de symptômes. Dans l'impossibilité où je me trouve de tout copier, choisissons au milieu de cette carrière symptomatologique quelques effets qui ne soient pas d'une banalité telle qu'on ne puisse rencontrer des phthisiques qui ne les présentent pas. Tels sont : les douleurs tractives générales, principalement des membres ; le vertige et les maux de tête, l'enrouement, les renvois acides, les vents abondants, la constipation, l'envie fréquente d'uriner, le pissement au lit, l'affluence extraordinaire d'idées voluptueuses, etc., etc. ; j'en laisse, et des meilleurs.

Hé bien ! me direz-vous, qu'avez-vous observé de tout cela ? Ce que j'ai observé ? Mais rien, mon cher collègue, rien du tout, pas même *le manque de cerumen dans les oreilles*, que je trouve mentionné dans l'auteur en lettres italiques, en qualité de symptôme caractéristique, mais dont l'importance, je l'avoue, m'échappe entièrement.

J'ai varié mes expériences en faisant boire cette eau carbonifère à des sujets sains, j'en ai bu moi-même des litres entiers, et je n'ai pas obtenu l'ombre d'un effet pathogénétique quelconque. Je vous ai dit que certains malades en avaient consommé un demi-litre par jour pendant des mois entiers ; je n'en ai pas vu *un seul* sur les trois cents et plus qui en ont essayé qui ait ressenti le moindre des malaises signalés ci-dessus.

Que faut-il conclure de tout ceci ? C'est que toute cette prétendue pathogénèse de *carbo vegetabilis* n'est qu'une fantasmagorie de cerveaux malades, et qu'il est infiniment probable qu'il en est de même du lycopode, de la sépia, et de *tutti quanti*. Quant au sel de cuisine et à la rave alimentaire, condiments innocents de notre potage sous leur forme palpable, on me permettra d'attendre encore quelque temps avant d'ajouter foi à leur activité thérapeutique lorsqu'ils sont à la trentième dilution.

Voyez donc, en vérité, à quel degré de dégénérescence scientifique conduit l'hypothèse remplaçant la simple observation *ob-jective!* S'il y a quelque chose d'évident dans la matière médicale, c'est l'inégalité flagrante de la puissance pathogénétique d'une même dose de tous les agents médicamenteux. Un gramme de quinquina se digère aisément; un gramme de noix vomique tue en quelques heures; un gramme d'acide cyanhydrique foudroie. Eh bien! dans la thérapeutique hahnemanienne, quinquina, lycopode, phosphore, charbon végétal, silice, râve et violette, etc., tout s'administre de la même manière ou peu s'en faut, attendu, nous dit-on, que le dynamisme de ces médicaments s'exalte par la dilution chez les uns comme chez les autres. C'est inintelligible, mais qu'importe? Ce n'est qu'un acte de foi à faire, et quand on entre dans cette voie, un de plus ou un de moins ne coûte pas davantage et ne change rien à la situation.

Arrêtons-nous ici; il en est des aberrations scientifiques comme des aberrations morales; il est fatigant de les approfondir et l'on n'en convertit pas les victimes; elles y sont, je crois, prédestinées par la forme de leur cerveau. Quel a été mon but en poursuivant cette critique? Il a été double : j'ai voulu d'abord, puisque j'avais franchement reconnu comme vrais certains principes de la doctrine d'Hahnemann, et cela dans une certaine mesure, séparer ces principes des erreurs qui s'opposent à leur adoption générale, et faire voir que ces erreurs ne tiennent pas plus au fond de la doctrine que les mousses et les champignons ne tiennent à l'arbre dont ils envahissent l'écorce. Si j'ai outre-passé, sans le vouloir, la mesure d'une discussion courtoise, qu'on ne l'attribue qu'au sentiment d'impatience que provoque naturellement un combat sérieux contre des obstacles ridicules. Pour pénétrer dans le sanctuaire des sciences, *une mise décente est de rigueur*; or, nous savons trop que ce n'est pas précisément celle de la doctrine homœopathique, qui s'obstine jusqu'à ce jour à se présenter affublée d'un costume inacceptable.

J'ai voulu en second lieu et *surtout* vous faire toucher du doigt une vérité bien plus importante : c'est que dans la grande question du mode d'action des agents naturels et des médicaments sur l'organisme vivant, il y avait des lois, des principes plus généraux que ceux sur lesquels Hahnemann a fondé sa prétendue réforme, et que ces derniers, fussent-ils même complètement dépouillés de la couche d'erreurs qui offusque le bon sens, ne jouent en définitive dans le cadre de la thérapeutique générale qu'un rôle parfaitement secondaire.

Enfin, l'avouerai-je ? une petite question d'amour-propre n'a pas été sur moi sans une certaine influence. Ce n'est pas, croyez-le bien, le vain désir de constater une priorité à laquelle je ne tiens guère, et de prendre une sorte de brevet d'invention pour une nouvelle théorie thérapeutique. Je vous ai dit que celle que je soutenais était en germe dans une foule de livres que tout le monde a pu lire, et résultait d'une foule de faits que chacun a pu voir comme moi. Non, j'ai voulu tout simplement me soustraire aux interpellations de cette variété de confrères qui, atteints d'une sorte de chauvinisme médical, ne peuvent résister au besoin de camper à l'ombre d'un drapeau, officiel ou opposant, et s'intitulent obstinément allopathes ou homœopathes purs. Je ne veux pas passer à leurs yeux pour jouer deux rôles opposés, en disant aux uns :

> Moi, souris, des méchants vous ont dit ces nouvelles ;
> Grâce à l'auteur de l'univers.
> Je suis oiseau, voyez mes ailes.
> Vive la gent qui fend les airs.

et aux autres :

> Qui fait l'oiseau ? c'est le plumage.
> Je suis souris ; vivent les rats ;
> Jupiter confonde les chats.

J'aime mieux, dût-on m'accuser d'un peu de présomption, avouer ma prétention à penser par moi-même et déclarer que je suis et que j'entends rester simplement *médecin*.